L'expérience de l'accouchement physiologique

PRATIQUE SAGE-FEMME/SCIENCES-MAÏEUTIQUE

La collection est un espace de réflexion et de débats sur les connaissances, les savoirs et la pratique sage-femme dans le monde francophone. Elle entend permettre aux sages-femmes de penser leurs savoirs et leurs pratiques en toute autonomie. La collection accueille les sages-femmes, les acteurs de la naissance, les femmes, les parents.

Collection sous la direction de

Claudine Schalck, Christine Morin pour la France, Raymonde Gagnon, Céline Lemay (Québec), Yvonne Meyer (Suisse)

Ouvrages publiés

Yvonne Meyer : *Zéro alcool, Apprendre de l'expérience des femmes enceintes et allaitantes,* 2025.
Diane Chaudonneret-Croquette : *Pratiques, croyances et acteurs en gynécologie-obstétrique dans l'Europe chrétienne médiévale,* 2025.
Camille Marolle : *Vie affective et sexuelle de l'adolescente en situation de handicap mental,* 2023.
Raymonde Gagnon : *Vivre la grossesse et donner naissance au Québec à l'ère de la biotechnologie*, 2023.
Claudine Schalck avec Emmanuelle Lemaire, Nathalie Perrillat, Anne Théau, Céline Vicrey : *La sage-femme un soutien réel et symbolique pour le deuil périnatal,* 2023.
Congrès ICM 2021 *: Présence à l'international des sages-femmes de la francophonie*, 2022.
Iman Kanaan : *La formation des sages-femmes au Liban : le référentiel de compétences*, 2022.
Céline Lemay : *Émergence d'une pratique sage-femme au Québec : « Être là »*, 2021.
Revue de l'APSF 1, *Naissance physiologique*, 2021.
Claudine Schalck avec Véronique Descoffre, Emmanuelle Lemaire et Nathalie Perrillat *: Le deuil périnatal : du postnatal à la grossesse d'après – Guide d'intervention pour les sages-femmes et les professionnels de santé,* 2020.
Claudine Schalck : *Un si beau métier. Les professionnels de la naissance au risque de la mort périnatale*, 2019.

Catherine Thomas

L'expérience de l'accouchement physiologique

Anthropologie d'un heureux événement

L'Harmattan

5-7, rue de l'École-Polytechnique - 75005 Paris
www.editions-harmattan.fr
ISBN : 978-2-336-56025-0
EAN : 978233656025

AVANT-PROPOS

Lorsque je suis enceinte pour la première fois, je décide de consulter mon médecin traitant pour savoir « ce qu'il faut faire ». Il me prescrit une prise de sang pour confirmer ma grossesse et me demande où je souhaite accoucher, à l'hôpital ou à la clinique ? Apparemment cela a son importance, car il faut s'inscrire très tôt pour ouvrir un dossier, réserver sa place et y faire suivre la fin de sa grossesse.

Je réalise à peine la nouvelle, qu'il me faut déjà penser au fameux jour J. Jusque-là mon esprit s'était envolé vers une nouvelle vie, avoir un enfant, devenir parent… Mais accoucher ? C'était une étape par laquelle je savais devoir passer, mais que je n'avais pas investie jusqu'alors. Quoiqu'il en soit, j'ai répondu « ni l'un, ni l'autre ». Mon médecin m'a alors révélé une troisième possibilité et m'a donné les coordonnées d'une sage-femme libérale pratiquant l'accompagnement global[1]. J'ai commencé ce jour-là à imaginer la naissance de mon enfant, à penser, de façon plus précise, à l'accouchement.

Première consultation : Je fais quarante-cinq minutes de route. J'apprendrai par la suite que certaines patientes font plus du double pour pouvoir bénéficier de cet accompagnement. Le cabinet se situe dans une dépendance au milieu d'un beau jardin de ville où j'aperçois une cabane

[1] L'accompagnement global désigne le suivi de la grossesse, le suivi de l'accouchement ainsi que des suites de couches par la ou le même sage-femme.

et quelques jeux pour enfants. Dans la salle d'attente se trouve comme à l'accoutumée une table basse avec quelques magazines. Parmi eux, certains datent des années 1970 ! J'y découvre des articles sur la maternité de Pithiviers, Michel Odent, l'accouchement dans l'eau, Frédérick Leboyer. Dans le cabinet, des photos d'accouchements ornent les murs, à la fois belles et impressionnantes pour le regard de la jeune femme qui ne l'a pas encore vécu.

Les échanges avec ma sage-femme m'ont permis de maîtriser mes inquiétudes concernant l'accouchement, assez pour confirmer mon choix d'un accouchement sans analgésie et d'en comprendre les fondements. Un accouchement rapide et sans aucune forme de complications a alors marqué mon entrée dans la maternité.

Cette première expérience m'a non seulement donné les outils nécessaires pour faire le choix libre et éclairé des conditions des naissances suivantes et a renforcé ma conviction que le respect de la physiologie de l'accouchement participe à faire de la naissance un heureux événement.

J'ai par la suite beaucoup entendu parler d'accouchements, multiplié les entretiens, avec des mères, des sages-femmes. J'ai exploré ce sujet dans le cadre d'une recherche doctorale.

Je me suis intéressée aux femmes, aux possibilités qui leur sont offertes et à la manière dont elles ont investi et vécu leurs accouchements. Leurs parcours sont multiples et leurs regards sur la naissance sont ancrés dans la singularité de leurs histoires. Cependant je ne peux ignorer, d'une part la distinction que les femmes elles-mêmes expriment entre leurs expériences d'accouchements médicalisés et celles vécues accompagnées globalement et physiologiquement, et d'autre part l'écho que ces témoignages font à mon propre vécu.

Un premier livre, *Sage-femme, gardienne de l'eutocie ?* paru aux éditions Erès en 2022, restitue une partie de ce travail autour des sages-femmes, de leur formation, de leur rôle, de leur engagement. Le présent ouvrage, en partie issu de ces travaux de thèse et complété par l'étude qualitative de récits de naissance compilés entre 2018 et 2023, se concentre sur l'expérience de l'enfantement, vécue et retransmise par les femmes.

INTRODUCTION

Un regard anthropologique sur l'accouchement

Bien que le sujet de l'accouchement puisse paraître, au premier abord, limité à un processus biologique, défini dans le temps (des premières contractions à la délivrance) et dans l'espace (le corps de la femme en couche et son environnement proche), il embrasse en réalité, en tant qu'événement central de la naissance d'un nouvel être au monde et du processus de la maternité, de nombreux domaines de recherches anthropologiques.

Marcel Mauss[2] considérait « les techniques de la naissance et de l'obstétrique » comme des « techniques du corps » révélatrices des formes d'intégration culturelle, des manières d'être au monde. De même, précédant les travaux spécifiques à la culture occidentale, sur le passage de l'accouchement traditionnel à sa prise en charge médicalisée[3], les observations des ethnologues, sur le terrain, concernant la naissance[4], intégraient déjà les pratiques et savoir-faire spécifiques à l'accouchement, aux

---

[2] Mauss (1934)

[3] Cf. Travaux sur le mouvement des femmes pour la santé au Québec dans les années 1970 et sur la médicalisation de la naissance en Amérique du Nord (Ehrenreich et English, 1976 ; Saillant, 1985 ; Saillant et O' Neill, 1987), travaux d'anthropologie et d'histoire sur la naissance, la maternité et la fécondité en France et en Europe (Belmont, 1989 ; Loux, 1983 ; Lallemand, 1981 ; Tillard, 2002 ; Jacques, 2007 ; Fouquet et Knibiehler, 1983 ; J.-P. Peter, 1976 ; Gélis, Laget, Morel, 1978 ; Minkowski, 1982, entres autres).

[4] Lévi-Strauss, 1958 ; Mead, 1927,1935

questionnements propres à l'anthropologie dite « culturelle ».

Marc Augé, par son approche des « formes élémentaires de l'événement »[5], resitue la naissance, tout comme la mort ou la maladie, parmi les expériences vécues par tout un chacun comme des plus singulières, dont les pratiques et les schémas de pensées sont éminemment sociaux.

Tout comme le corps est un « point d'ancrage de la pensée et de l'ordre social »[6], les pratiques de soins peuvent être envisagées comme faits culturels favorisant la transmission et le lien social[7].

La naissance, en plus de s'inscrire comme fait social[8], touche au corps, comme « souche identitaire des individus », « axe de leur relation au monde[9] », et mobilise des savoirs structurés et structurants[10], qui, s'ils ne sont pas l'apanage des femmes, les concernent exclusivement.

L'expérience de l'accouchement, physiquement et émotionnellement éprouvante, parce qu'elle concerne la mise au monde d'un petit d'Homme, est culturellement et

---

[5] Augé, 1984

[6] Cf., Héritier F., 2003, « Une anthropologie symbolique du corps », in *Journal des africanistes*, tome 73, fascicule 2, p. 9-26.

[7] Cf., Saillant F., 2000, *Identité, invisibilité sociale, altérité. Expérience et théorie anthropologique au cœur des pratiques soignantes*.

[8] Durkheim définit un fait social comme étant « toute manière d'agir, de penser, de sentir, fixée ou non, susceptible d'exercer sur l'individu une contrainte extérieure ; et, qui est générale dans l'étendue d'une société donnée tout en ayant une existence propre, indépendante de ses diverses manifestations au niveau individuel. » Cf. Durkheim E., 1895, « Qu'est-ce qu'un fait social ? » (Chapitre 1) in *Les règles de la méthode sociologique*.

[9] Le Breton, 2015

[10] Adell, 2011

socialement entourée de croyances et de pratiques propres à chaque société.

Les études portées sur cet événement ont été tour à tour centrées sur sa symbolique, sur les pratiques propres à la grossesse, à la parturition, à l'accueil et aux soins au nouveau-né ou encore sur la ou les personnes présentes auprès de la femme en couches.

Dans le cas de la France, l'anthropologie, l'histoire puis la sociologie ont investi ce domaine en nous éclairant sur l'histoire de l'accouchement, l'évolution des rôles, des savoirs et des savoir-faire des accoucheuses (rs), matrones, sage-femmes puis médecins. Ces dernières décennies, l'évolution des conditions de la naissance a élargi le champ de ces recherches. Le contrôle de la fécondité, l'assistance à la procréation, l'investissement nouveau par les femmes et les couples de la naissance d'un enfant sont les nouveaux enjeux des sciences sociales[11].

L'accès à l'analgésie, l'augmentation des compétences techniques des équipes médicales et la diminution de la mortalité périnatale ont permis aux femmes de se libérer de la peur de mourir en couches et de ne plus « réduire la naissance à l'accouchement »[12], mais de l'investir dans une tout autre temporalité, celle de la parentalité et d'une trajectoire de vie plus globale[13].

À contre-courant de ce point de vue majoritaire sur les préoccupations des femmes dans leur expérience de la maternité, l'axe choisi ici est de s'intéresser à l'expérience

[11] Charrier, Clavandier, 2015
[12] *Ibid.*
[13] Samuel, Vilter, 2007

corporelle de l'accouchement et aux savoirs empiriques acquis et mobilisés par les femmes.

Des savoirs incorporés

L'observation est le premier outil de la physiologie en tant que sciences des fonctions des organismes vivants. Concernant la physiologie de l'accouchement, le corps des femmes est à la fois le lieu, le réceptacle, l'observateur et acteur premier de l'expérience. Autrement dit les femmes en sont les premières et principales concernées.

Dans les pays du Sud où l'offre de soins est moins médicalisée, une grande majorité de femmes reconnaît l'aspect indispensable de la biomédecine dans la prise en charge des dystocies complexes de l'accouchement et souhaite se rendre à la maternité lorsque des soins de qualité y sont donnés[14]. Y demeure également une importante reconnaissance du savoir-faire des accoucheuses traditionnelles dans des contextes d'inégalité d'accès aux soins et l'attachement des femmes à la dimension sociale et affective de leurs accompagnements[15].

Les travaux propres aux sociétés traditionnelles témoignent de savoir-faire, intrinsèques ou issus d'une transmission de « l'art de l'obstétrique » tel que constitué avant que celle-ci ne devienne une discipline biomédicale, de même que d'une certaine perte des savoirs empiriques propres aux accoucheuses ainsi qu'aux femmes elles-

[14] Hancart Petitet, 2011
[15] Damus, 2021

mêmes en lien avec l'institutionnalisation de la parturition[16].

Les études réalisées auprès de mères ayant accouché seules[17] témoignent de leurs capacités à « identifier la présentation de leur bébé » et à la « corriger si nécessaire », par des changements de position, des palpations abdominales ou des manipulations délicates, comme de repousser à l'intérieur le pied de l'enfant en siège afin de faciliter son passage.

> « C'est la femme qui accouche, c'est donc elle qui doit savoir quoi faire et comment faire. L'autonomie et la confiance en sa capacité d'accoucher sont des caractéristiques de la femme inuit dans la société ancienne. Si elle peut être aidée par d'autres femmes, qui sont qualifiées en ayant elles-mêmes eu des enfants, c'est d'abord sur elle-même que la femme doit compter pendant son accouchement. » (Dufour, 1987 : 109)

La solidarité féminine, le rôle des aînées de la famille, mère, belle-mère ou grand-mère, sont également des points récurrents dans l'étude des sociétés traditionnelles[18] et posent la question de leur disparition ou de leur adaptation par les nouvelles générations.

Face au déploiement de la biomédecine, apparaissent, simultanément, un appauvrissement considérable des savoirs féminins et des pratiques favorisant leur transmission ainsi que des ajustements permettant leur préservation. C'est ce que montrent nettement les recherches anthropologiques à ce sujet, telles que celles de

---

[16] Damus, 2021
[17] Dufour, 1987 : 96
[18] De Suremain, 2007 : 95

Laurence Pourchez sur les savoirs féminins des Mascareignes[19], de Marie-Josée Routhier auprès des Attikamèques de Manouane[20], ou encore de Monique Cournoyer sur « les femmes cries de la baie James » en Amérique du Nord[21].

Dans le champ de la santé, l'anthropologie de l'expérience « mobilise des catégories d'analyse et des modes de compréhension qui débordent le registre clinique [22]», offrant une vision décloisonnée du paradigme purement biomédical.

De surcroît, l'approche qualitative, « plus adéquate à la saisie de l'intérieur d'une expérience complexe [23]», met en lumière des connaissances susceptibles d'enrichir tant les professionnels de santé que les femmes elles-mêmes. C'est en s'appuyant sur la parole des femmes que l'expérience de l'accouchement physiologique est ici explorée.

Suivant une chronologie pré, per et post-partum, les deux premiers chapitres abordent le cheminement des femmes pendant la grossesse, leur rapport à l'institution qui prédomine le champ périnatal, la construction de leur projet pour cette naissance à venir. Envisager un accouchement physiologique implique de faire des choix quant aux conditions de son accouchement, concernant le type de suivi, l'environnement le plus adapté pour accueillir son

[19] Pourchez, 2002 ; 2010
[20] Routhier, 1987
[21] Cournoyer, 1987
[22] Fassin, 2000 : 98
[23] Quéniart, 1987 : 245

nouveau-né et parfois les personnes sur lesquelles s'appuyer pour vivre au mieux ce moment.

Le troisième chapitre traverse l'expérience corporelle de l'accouchement. Entrer dans sa bulle, préserver son intimité, être à l'écoute de son corps et plonger dans les vagues, affronter ses peurs, la douleur jusqu'à la rencontre tant attendue.

Enfin, les deux derniers chapitres visent à comprendre ce que ce vécu apporte aux femmes, en termes de confiance en soi, d'autonomie voire de réparation. Les aspects féminins et transgénérationnels sont également évoqués par les femmes à travers les notions de lien, d'initiation et de transmission.

CHAPITRE 1 : CHEMINER VERS LA PHYSIOLOGIE

Suivant les époques, les femmes ont investi différemment leurs grossesses et leurs accouchements, entre espoir et crainte et ce en fonction du contexte démographique et social[24].

À l'annonce d'une première grossesse, émergent ou s'affirment de nombreuses interrogations, notamment sur le « devenir parent », le déroulement de la grossesse et de l'accouchement. Une fois la nouvelle annoncée, vont souvent s'ajouter aux pensées intimes, les discours extérieurs. Les témoignages et avis des proches, de la famille, des amis, viendront confirmer ou infirmer les convictions personnelles, les opinions forgées par l'expérience et/ou les lectures. Viendra alors le temps de se prononcer sur les modalités du suivi de la grossesse puis sur le lieu choisi pour l'accouchement. Les réponses à ces questions se forgeront, en fonction de chaque femme de manière plus ou moins complexe, plus ou moins rectiligne.

Pour certaines, une réflexion s'impose concernant les conditions de leur accouchement. Ces futures mères s'interpellent sur les bien-fondés de l'hospitalisation et de la médicalisation, sur les conséquences de l'hypermédicalisation sur le déroulement de leur accouchement.

---

[24] Berthiaud, 2009

Le rapport à l'institution

Le déplacement des accouchements en maternité a non seulement modifié l'attitude des femmes vis-à-vis de la naissance, mais également la position des médecins-accoucheurs. Les protocoles ont petit à petit remplacé les habitudes traditionnelles et familiales.

Les professionnels de santé, formés et modelés par l'institution médicale, semblent être dans l'attente d'une adaptation plus ou moins spontanée de fait de la part des patientes.

De leur côté, les femmes sont en majorité en accord avec l'encadrement de la naissance et de la grossesse qui leur est proposé et se soumettent aisément « aux nouveaux devoirs des futurs parents [25]». Celles qui, en revanche, « n'adhèrent que modérément aux différentes injonctions médico-sociales », qui manifestent des réticentes à la norme, « indisposent, car elles ne se soumettent pas à un code social convenu, appuyé par des dispositions de la réglementation administrative[26] ».

L'évolution de la prise en charge périnatale s'est faite en faveur d'une humanisation des soins, par une meilleure prise en charge de la douleur des nouveau-nés, par une meilleure communication avec les patientes. Cependant une forme de « médicalisation de l'affectivité maternelle[27] » s'illustre à travers l'observation des relations mère-enfant, la surveillance et l'encadrement des soins donnés, l'attitude de la mère envers le nouveau-né révélatrice de son état

---

[25] Tillard, 2002: 17
[26] Tillard, 2002: 281
[27] Vozari, 2015

psychique, la suspicion de la vulnérabilité des futures mères. L'« encadrement institutionnel » qui vise à « définir et transformer » les pratiques parentales[28] amène à un ajustement des discours des professionnels en fonction de l'idée qu'ils se font du statut social des patients, et une adaptation en retour de l'attitude des parents. Le discrédit, de la part des équipes hospitalières envers les pré-acquis des parturientes et la sensation d'être jugées, disqualifiées pour celles-ci, représentent non seulement un obstacle à la transmission des savoirs, mais également une entrave à la communication et donc au bien-être du couple mère-bébé[29].

Parmi les témoignages recueillis, on peut relever une forme d'infantilisation subie dès l'évocation du souhait d'accoucher sans analgésie. Audrey par exemple écrit : *« Lors de ma dernière visite chez le gynéco, j'ai évoqué le fait que je n'étais pas certaine de vouloir la péridurale, ce à quoi il a rigolé me disant que c'était inutile de souffrir pour rien ».* Ce type de moqueries, visiblement assez fréquentes, ne sont pas le seul fait de professionnels de santé, mais vont s'ajouter aux découragements provenant de l'entourage. Carole témoigne en ce sens :

> « Après un premier accouchement avec péridurale trop dosée avec déficit moteur et prurit insomniant j'avais décidé que pour mon deuxième ce serait sans péri. Je me suis alors confrontée à des réactions de toute part. Au « vous mettez en danger la vie de votre bébé » de l'anesthésiste s'est ajouté le « je ne comprends pas

[28] Camus, Geay, Oria, 2011

[29] *Ibid.*

pourquoi tu veux souffrir alors que ma génération s'est battue pour avoir la péri », de la part de ma mère, et venant d'une sage-femme lors d'une consultation à la maternité j'ai entendu « c'est plutôt un truc de bobo parisien ». (Récit de Carole)

Face aux injonctions parfois paradoxales du corps médical[30], aux pratiques et recommandations présentées comme incontournables, incontestables, certaines femmes expriment leur opposition ; *« pour ma première grossesse tout semblait problématique aux yeux des professionnels, cette fois-ci c'est non ! »* (Récit de Rita). Elles refusent la prise de pouvoir, exercée plus ou moins consciemment, qui les placerait dans l'obligation de suivre des directives davantage par la peur du risque encouru en cas de refus que par une véritable confiance dans le raisonnement obstétrical qui leur est présenté.

Les femmes qui connaissent bien l'institution parce qu'elles y travaillent font parfois le choix de s'y soustraire pour leur propre accouchement. Conscientes des conditions de travail de leurs collègues et des conséquences du manque d'effectif sur l'accompagnement proposé, elles redoutent les effets « d'engrenage » d'actes iatrogènes. Dominique et Sophie, sages-femmes libérales praticiennes, confirment qu'une majorité de leurs patientes sont des femmes qui travaillent ou dont le conjoint travaille dans le domaine de la santé. Pour Dominique cela contredit les préjugés que ses consœurs et confrères peuvent avoir sur le profil des personnes qui font appel à elle, *« cette femme-là, elle est*

[30] Tillard, 2002.

dentiste hein, c'est pas que des illuminées qui font appel à moi ! C'est aussi des gens du monde médical, des instits, des gens qui s'intéressent, qui se renseignent et qui savent qu'ils ne veulent pas être canalisés, pris en otage. » (Entretien avec Dominique, sage-femme libérale). Sophie, dont la *« patientèle est largement issue du milieu médical »* souligne la difficulté pour ces patientes de se sentir comprises et respectées dans leur choix malgré la rationalité de leur décision, notamment au sein de l'institution hospitalière, *« j'ai accompagné des médecins, des infirmières, des sages-femmes et je me souviens d'une médecin urgentiste que j'ai accompagnée pour ses trois derniers enfants et bien elle n'a jamais dit qu'elle accouchait à la maison. »* (Entretien avec Sophie, sage-femme libérale.)

Les besoins de respect et d'autonomie

L'environnement médicalisé des maternités peut être associé à la pathologie, à la douleur, à l'abandon ou à la violence directe ou indirecte de la technicité des interventions. Hélène écrit, *« Je ne voulais pas nous voir charcutés par des blouses blanches ou vertes, je voulais garder mon enfant près de moi dès les premières minutes et certainement pas le voir passer dans des mains inconnues. »*

La systématisation des pratiques obstétricales et l'absence de consentement qu'elle engendre s'opposent à la recherche d'autonomie des femmes et plus largement des couples. *« Je voulais que mes souhaits soient respectés, ne pas avoir à me plier à leurs protocoles ridicules. »* (Récit d'Hélène)

Parmi les nombreuses consultations « imposées », un certain nombre se déroulent dans des structures, maternités hospitalières ou cliniques et sont, dans les témoignages, les scènes les plus fréquentes de tensions avec les professionnels de santé.

En premier lieu, l'accueil donne le ton.

> « J+2, deuxième contrôle à la maternité, je tombe encore sur la sage-femme désagréable aux sourires forcés après avoir poireauté 45 min en salle d'attente. Ça s'annonce bien, déjà que je n'ai aucune envie d'être ici, mais bon il le faut alors moi aussi je me force à sourire. Tout va bien, le liquide est OK et puis je suis contente, car bébé s'est enfin mis le dos à gauche, je le dis à la SF qui me confirme à l'écho, mais s'empresse d'ajouter « non, mais il regarde toujours le ciel hein ! », d'accord… toujours cet OS[31] qui plane. Elle me propose un décollement des membranes que je refuse. Je lui demande si quelqu'un peut me faire une séance d'acupuncture à la place. Elle me dit que là comme ça, ce sera impossible d'avoir une disponibilité, qu'il faudra revenir demain, patati patata. OK tant pis, on va faire le monito, c'est parti pour 40 minutes, il est 13h je meurs de faim, l'hypoglycémie me guette. » (Récit de Sarah)

Dans des cas comme celui-ci, les femmes espèrent *« tomber sur la bonne personne »*, celle qui fera la

[31] Particularité de la présentation du sommet fœtale avec l'occiput sous la symphyse pubienne, OS signifiant Occipito-sacrée.

différence. Pour Sarah c'est une sage-femme qui a entendu sa demande et y répondra positivement.

« Quelques minutes plus tard, on toque à la porte, c'est une autre sage-femme, elle m'annonce qu'elle vient pour l'acupuncture. Alléluia !!!! Elle est super sympa et douce, je me retrouve rapidement avec des aiguilles partout, parfait ! il n'y a plus qu'à espérer que cette fois-ci ça fonctionne. Plus tard l'autre SF revient avec encore une remarque cinglante « Ah ben vous êtes pleine d'aiguilles ! C'est bien ce que vous vouliez non ? ». Mais je m'en fiche je suis trop bien avec mes aiguilles, je suis hyper détendue et ce n'est pas du luxe. » (Récit de Sarah)

Lorsque la parturiente confie son suivi à un ou des professionnels de santé, l'attention envers ses craintes, ses ressentis et ses besoins est primordiale. Elle est le socle de la relation. Pour Rosa, le point de friction se situe dans l'imposition de techniques de surveillance potentiellement iatrogènes, *« l'inscription en maternité me fait rebasculer dans la surveillance. En raison de mon surpoids, je dois être suivi par un obstétricien, et comme souvent avec eux on a l'impression que l'accouchement va forcément partir en sucette. »*

Il est fréquent que des estimations soient présentées aux patientes comme le résultat d'examens fiables et maîtrisés, les représentants du savoir biomédical s'avèrent alors hermétiques aux connaissances empiriques, ressentis et intuitions des patientes concernant leur propre corps.

Les désaccords sur la datation du terme sont en ce sens assez commun[32]. Pour Hélène par exemple, dont le suivi s'est fait successivement en Angleterre et en France, aucun des « calculs » ne correspondait à sa propre estimation : *« On t'attendait pour le 26 novembre d'après les calculs des médecins britanniques et pour le 3 décembre d'après les français. En fin de compte, une grossesse ça prend neuf mois, tu arriveras donc comme prévu le 5 décembre. »* (Récit d'Hélène)

Quand ces estimations impliquent un éventuel dépassement de terme, cela peut entrainer des actes lourds de conséquences sur le déroulement de l'accouchement, sans que ces derniers soient toujours justifiés médicalement. Généralement, c'est une prescription de déclenchement qui ouvre les hostilités. *« Ils ont voulu déclencher la naissance, estimant qu'il n'y avait plus assez de liquide amniotique [...] Leur stupide "diagnostic" m'a valu une certaine dose d'angoisse dont je me serais bien passé pour appréhender sereinement l'accouchement. »* (Récit de Hélène)

Préférant privilégier autant que possible l'écoute de leurs corps et la physiologie, certaines femmes déclinent les rendez-vous de surveillance du terme. *« Je dis oui, mais intérieurement je sais que ça sera un non catégorique et que même si bébé n'est pas là mercredi je n'irai pas à ce déclenchement. »* (Récit de Laetitia)

L'évaluation du poids fœtal est également un argument d'autorité plaçant d'emblée le professionnel doté de

[32] Thomas, 2022

moyens techniques prédictifs dans une position de sachant[33]. *« L'écho du troisième trimestre va "me mettre dedans" avec la gynéco à cause d'une estimation de gros poids. On m'accuse à demi-mot d'avoir menti sur ma surveillance de glycémie »* (Récit d'Anaïs)

Lorsque la patiente exprime un doute ou une résistance en replaçant les données présentées pour ce qu'elles sont, des estimations, le sujet peut rapidement être utilisé comme moyen de pression, objet de peur visant à obtenir la compliance. *« On me dit que c'est hyper dangereux d'accoucher d'un gros bébé à domicile, il peut mourir ou perdre l'usage d'un bras. Heureusement qu'on était préparé avec mon mari parce que ça ne fait pas plaisir à entendre. »* (Récit de Rosa). Là encore, les actes de surveillance voir de planification accélérée du processus de parturition ne sont pas toujours justifiés, *« mon "gros" bébé fait 3kg750, c'était bien la peine de me prendre la tête avec ça !»* (Récit d'Anaïs)

Parmi les récits étudiés, près d'un tiers des femmes raconte leur premier accouchement pour comparer et expliquer leur choix d'un accompagnement global et respectueux de la physiologie.

« Après une grossesse de rêve, je pars à la mater' pour le contrôle de terme, je ne ressortirais que 5 jours plus tard avec ma fille. J'ai été déclenchée pour soupçon de pré-éclampsie. S'en suit la pose d'un tampon, la mise en travail avec des contractions hyper douloureuses et hyper rapprochées qui ne me laissent aucun répit. Craquage pour

[33] *Ibid.*

la péridurale au bout de 12h. Le travail qui s'arrête, qui reprend péniblement à coup d'ocytocine de synthèse, la péridurale qui ne fonctionne que d'un côté, une sortie avec les ventouses parce que je ne capte plus rien à ce qui se passe. Et un goût amer pendant plusieurs mois après l'accouchement, qui me fait passer très près de la dépression post-partum. Bref, pour ma deuxième je commence à parler d'accouchement à domicile à mon homme avant même qu'elle soit en projet. » (Récit de Rosa)

Parfois c'est justement l'évocation d'un projet d'accouchement à domicile qui va entrainer des jugements non dissimulés de la part des professionnels et un clivage dans la relation à l'institution. Océane et Nina en parlent dans leurs récits :

« J'ai dû me rendre à un rendez-vous à la maternité afin de m'assurer que tout allait bien pour mon bébé et pour moi. C'est le protocole habituel. Ma sage-femme m'a conseillé de m'y plier afin d'être connue de la maternité en cas de transfert. Je suis sortie de ce rendez-vous en colère, car j'ai subi la pression de trois professionnelles en vue de me dissuader d'accoucher à la maison. » (Récit de Océane)

« Au 8e mois de la grossesse, ça s'est un peu gâté. J'ai eu un rendez-vous obligatoire à l'hôpital pour pouvoir accéder au plateau technique le jour J. La sage-femme de l'hôpital m'annonce que mon dossier passera au staff et que le plateau technique me sera peut-être refusé, car mon bébé est trop gros selon elle. Elle m'annonce que je dois passer une échographie de contrôle pour vérifier le poids du bébé. J'ai refusé le rendez-vous et dit que j'en discuterais avec ma sage-femme. Ils m'ont refusé le plateau technique. » (Récit de Nina)

Avoir un projet de naissance

Un des objectifs de l'entretien du quatrième mois, initié par le plan périnatalité 2005-2007, était d'impliquer davantage les usagers dans la relation praticien-patient et dans une discussion sur les conditions de prise en charge. Cependant, les projets de naissance qui résultent parfois de ces entretiens, de la part des futurs parents qui répondent pourtant à cette attente d'engagement, sont souvent mal perçus. Pour Rebecca, cadre sage-femme, les projets de naissance « démédicalisée » seraient établis sur des revendications « écolo », des oppositions systématiques à toute intervention médicale, *« Les projets de naissance c'est la plupart du temps des gens qui sont vraiment très écolos, ils vont voir sur Internet et puis ils vous sortent des trucs [...] c'est, "J'veux pas ci, j'veux pas ça »* (Entretien avec Rebecca, cadre sage-femme et responsable de pôle.)

Pour les usagères du système de soins, le projet de naissance et les cours de préparation correspondent respectivement à la possibilité d'exprimer leurs souhaits en ce qui concerne la prise en charge de l'accouchement par l'équipe hospitalière et à des séances à même de leur apporter les moyens d'appréhender et de maîtriser le déroulement du jour J.

Un projet de naissance apporte des précisions quant à la nature de ces attentes. Elles sont avant tout d'ordre technique et pratique et traduisent une connaissance des gestes pratiqués en milieu hospitalier. Pour les patientes, se

« préparer à la naissance » de leur enfant, c'est rechercher une « réassurance psychologique », une « diminution de l'anxiété » et des « stratégies de management de la douleur[34]. » Quant à celles qui font la démarche de joindre à leur dossier médical un projet de naissance, chaque étape de l'accouchement est soigneusement détaillée.

Pour la prise en charge du pré-travail, les demandes des femmes rédigeant un projet de naissance concernent principalement, l'assurance de pouvoir se mouvoir, notamment par l'absence d'un monitoring continu et de perfusion, le refus d'une analgésie et les moyens matériels et humains de faire face à la douleur naturellement, le refus du déclenchement et de substances médicamenteuses non justifiées. Les souhaits pour l'accouchement se concentrent, par ordre d'importance, sur le clampage tardif du cordon ombilical, la présence du père, le refus de l'épisiotomie, le choix de la position, le refus de la délivrance dirigée et le refus de l'expression abdominale[35]. Des réclamations spécifiques à l'environnement, aux soins du post-partum et du nouveau-né sont également fréquentes, comme par exemple, « l'explication et le consentement avant chaque acte », le refus de la présence

---

[34] Azizoudine Kinney A., *Évaluation qualitative de la préparation à la naissance et à la parentalité : le point de vue des patientes. De l'accouchement sans douleur à la préparation à la naissance et à la parentalité*, 2011, Université Paris-Descartes, École de sages-femmes de Baudelocque, p. 45.

[35] Barraud L., 2013, *Enquête de satisfaction auprès des patientes ayant rédigé un projet de naissance*, mémoire de fin d'études de sage-femme, École de sages-femmes de Clermont-Ferrand, Université d'Auvergne Clermont-I. p. 17.

d'étudiants, l'attente de la première mise au sein avant les soins, le refus du bain, de l'aspiration, des collyres et vitamines donnés au nourrisson ou encore le refus des biberons de compléments et les demandes de sorties précoces.

Toutefois il semble qu'aujourd'hui, les projets de naissance, qui au départ il faut le dire n'étaient pas une lubie des femmes, mais bien une proposition officielle avancée dans le plan de périnatalité et devant être encouragée par les professionnels, soient largement délaissés par les patientes en raison de leur mauvais accueil par les structures[36].

---

[36] Thomas, 2022

CHAPITRE 2 : CHOISIR LES CONDITIONS DE SON ACCOUCHEMENT

Être en confiance

La recherche de professionnels de confiance pour assurer son suivi, se préparer à la naissance et répondre à ses questionnements commence souvent dès l'annonce de la grossesse, parfois même avant la conception. L'intérêt pour la physiologie n'est pas toujours présent dès le départ, il peut se construire au fur à mesure des échanges, des lectures. Si la personne qui assure le suivi et/ou la préparation n'est pas réceptive à ce désir, cela peut compromettre le déroulement de l'accouchement par la mise en doute de la patiente sur ses propres capacités à vivre cet événement comme elle le projette. L'écoute et la considération envers les besoins de la future mère, dès les premières consultations, sont donc déterminants pour la préservation de ses capacités naturelles à enfanter.

Julia, qui souhaitait vivre son second accouchement de façon *« la plus naturelle possible »* témoigne dans son récit de son besoin de se sentir en confiance à chaque étape de son projet. Tout d'abord en se renseignant *« sur les maternités de [sa] région, ouvertes à ce type d'accouchement »*, puis en choisissant *« une maternité équipée d'une salle nature ».* À son arrivée le jour J, elle retrouve une sage-femme avec qui elle avait eu *« un bon feeling »* et souhaite *« au plus profond que ce soit elle qui accompagne l'accouchement »*, *« je suis rassurée, je me sens en sécurité dans cette maternité ».*

Rosa, qui avait initialement un projet d'accouchement à domicile, témoigne de l'importance de la bienveillance pour se sentir en confiance malgré sa déception et son sentiment d'échec, *« on est reçu par une sage-femme adorable. On explique qu'on est l'AAD "loupé" et elle se montre très compatissante et nous assure qu'elle fera tout pour que ça y ressemble le plus possible »*.

La relation avec la ou les personnes présentes pendant l'accouchement, le plus souvent la sage-femme, est une des clés de voûte de la sécurité physique et psychique nécessaire à son bon déroulement. À travers l'ensemble des récits, on peut distinguer plusieurs registres d'échanges qui vont concourir à mettre la parturiente en confiance. Certaines prises de parole visent à relier la femme à l'événement, à sa temporalité, à sa positivité : *« la sage-femme me dit que c'est bien, que c'est bientôt la fin »* (Récit de Annabelle), *« Elle me prend la main pour me reconnecter à la réalité et me dit « c'est ton bébé qui sort tu veux le toucher ? [...] Elle me dit « attrape ton bébé », je l'attrape sous les bras et fait sortir le reste du corps »* (Récit de Fanny).

Il y a aussi les mots qui apaisent, qui renforcent la confiance en soi : *« la sage-femme arrive. Je lui dis que je ne vais pas y arriver, j'ai trop mal. Elle me dit que si, que je suis déjà en train de le faire. »* (Récit de Léonie), *« En face de moi j'ai ma sage-femme et mon mari, deux supporters qui me motivent plus que jamais »* (Récit d'Oriane).

Lorsque la sage-femme respecte la physiologie, elle est souvent évoquée comme une présence qui rassure et assure la sécurité émotionnelle indispensable, *« la sage-femme m'apporte la sécurité dont j'ai besoin à ce moment-là, "Lâche tout, accompagne-le, accueille-le », ses mots me sont d'une grande aide. »* (Récit d'Oriane), « *Je suis tellement rassurée et contente de la voir, je lâche prise »* (Récit de Fanny).

La sage-femme attentive à la physiologie veille, observe, guide la patiente :

« Elle voit que j'ai du mal à me détendre entre chaque contraction. J'ai du mal à reprendre ma respiration. Elle vocalise avec moi, me dit de souffler plus. [...] Lors d'une contraction bien intense, je sens la poche qui se perce. Elle me rassure, tout est OK. Le liquide est clair. [...] Elle me propose de me mettre debout. Je me suspends à mon homme et la contraction suivante bébé est dehors ! » (Récit de Léonie)

Elle peut également lui faire des suggestions ou des recommandations plus directes si cela lui semble judicieux :

« Le temps passe, elle commence à émettre des doutes, me parle de partir à la maternité pour des forceps. Je lui demande si le bébé va bien. Elle me dit que tout va bien, mais que je ne pousse pas, est ce que je sais comment on fait ? Je lui dis que non, elle m'explique et je réalise que jusqu'ici j'ai accompagné la douleur, mais je n'ai pas plongé avec. Et puis on avait dit qu'on irait qu'en cas d'urgence vitale et ce n'est pas le cas. Je vois d'emblée le scénario : position gyneco, forceps, césa d'urgence, dépression. Je sais bien qu'elle me dit ça pour me pousser un peu dans mes retranchements et ça marche. Un regain d'énergie me traverse ! » (Récit de Pascaline)

« Je sens que je commence à fatiguer et que sa présence pourrait me faire du bien et rassurerait également mon conjoint. [...] Ma sage-femme saura m'apaiser rapidement avec ses petites méthodes à elle. Sa présence me fait vraiment du bien. Je sens que je gère mieux mon souffle, les contractions me semblent moins douloureuses. Dès son arrivée, je n'ai plus la notion du temps. [...] Elle trouve les mots pour m'accompagner, elle est douce pendant que je perds confiance en moi. Pourquoi la tête de mon bébé ne sort toujours pas ? Je pousse mais elle ne vient pas... je commence à me dire "Et si l'hôpital avait raison ? Et si mon bébé coinçait ?" Mais si ma sage-femme était là, à ce moment même c'est qu'elle savait que cette naissance était possible ainsi. Je garde confiance » (Récit de Noémie)

Lorsque l'accouchement à lieu en structure et que la patiente et la sage-femme ne se connaissent pas, cette dernière peut la questionner sur son projet initial, *« une autre sage-femme vient me voir, je lui dis que je pense prendre la péridurale, que je n'y arriverais pas. Elle me dit qu'elle a vu mon projet de naissance et me propose de l'acupuncture »* (Récit de Bénédicte), la rassurer sur les différentes phases du travail qu'elle traverse, *« je dis que je n'en peux plus, la sage-femme m'explique que je suis à 7 cm de dilatation et que c'est tout à fait normal »* (Récit d'Alice).

Choisir un accompagnement global, personnalisé et non intrusif

Pour les mères interrogées à propos de l'accompagnement global, ce qui a compté dans leur choix c'est avant tout l'aspect personnalisé du suivi. Elles se sont senties plus à l'aise pour s'exprimer ou poser des questions du fait d'avoir un seul et même interlocuteur pendant toute la grossesse.

Le facteur temps, on le sent au travers des propos, est considérable. Les consultations, qui durent environ une heure, laissent le temps à la parturiente de comprendre la façon dont travaille la sage-femme. Comme le soulignent les études sur les rapports soignants-soignés, l'établissement d'une relation de proximité favorise l'application des conseils médicaux donnés.

Les femmes sont les premières à souligner, tant lors des entretiens que dans leurs récits, leur accord de fait si la sage-femme estime nécessaire de recourir à une intervention manuelle ou médicamenteuse en cas de dystocie. L'attachement au respect de la physiologie clairement énoncé par des professionnels qualifiés en obstétrique est un atout majeur à leur compliance en cas de problème. Comme l'exprime Constance, *« si ma sage-femme estime qu'il faut intervenir, je sais que c'est parce qu'elle aura évalué toutes les autres possibilités »*.

Amandine qui avait pris la décision d'élever seule son enfant craignait quelque peu les jugements. Elle dit avoir trouvé dans l'accompagnement de sage-femme, l'écoute respectueuse qu'elle recherchait. On retrouve également dans son témoignage, le souhait d'être rassurée par une prise en charge médicale, mais non intrusive, *« Je me sens rassurée par rapport à l'accompagnement qu'elle propose, on est bien suivie, sans être trop... Juste ce qu'il faut pour vérifier que tout va bien. »* (Entretien avec Amandine, 34 ans, au cours de sa première grossesse).

Alors que le choix d'un accouchement en structure peut se faire par défaut ou parce que la future mère ignore qu'un autre type d'accompagnement est possible, le choix d'un accompagnement global et a fortiori d'un accouchement à domicile est en général longuement réfléchi. L'idée d'accueillir différemment son nouveau-né se manifeste bien souvent suite à un premier accouchement mal vécu à l'hôpital ou à la rencontre de parents ayant déjà fait ce choix. Bien que les raisons de départ et le vécu de l'accouchement varient en fonction des femmes et des couples, tous sont unanimes pour renouveler leur choix d'une prise en charge globale[37].

L'accompagnement global est pour les femmes qui le choisissent gage de sécurité[38]. Elles se disent rassurées par l'atmosphère de leur domicile et/ou la présence de la sage-femme lorsque l'accouchement est prévu en plateau technique. Elles considèrent leur liberté de bouger, manger, boire comme bon leur semble comme un élément favorable au déroulement physiologique du travail. Elles placent leur confiance également dans les compétences de la sage-femme qui les a préparés aussi bien à gérer avec la plus

---

[37] Thomas C., 2022, *Sage-femme, gardienne de l'eutocie ?* Erès.
[38] Thomas C., 2017, « L'accompagnement global par les sages-femmes », *Anthropologie & Santé,* 15 | 2017

grande autonomie possible la naissance de leur enfant qu'à accepter un éventuel transfert si cela s'avérait nécessaire.

Isabelle a très bien vécu ses deux premiers accouchements dans une petite maternité qu'elle juge très respectueuse de la physiologie. Cependant elle voulait pour son troisième enfant, pouvoir bénéficier *« d'un retour précoce à domicile »* et également *« faire un maximum de travail »* chez elle. Ses souhaits l'ont amenée à choisir tout d'abord un suivi global avec une sage-femme libérale pratiquant au sein d'une clinique. Petit à petit, l'idée d'un déplacement en voiture en fin de travail alors même qu'elle pouvait bénéficier de la présence et de la surveillance de sa sage-femme chez elle, lui a semblé être un inconfort et une prise de risque inutile.

D'une part le choix de l'accompagnement global par une sage-femme praticienne libérale vise à limiter les écueils, car « ce type de suivi leur permet alors de réduire l'incertitude de l'événement en diminuant les actes techniques et en limitant les effets iatrogènes de l'encadrement médical et préventif des protocoles obstétricaux[39] ».

D'autre part, les femmes apprécient les compétences, les qualités d'écoute et d'observation des sages-femmes qui s'appuient sur leur expertise de la physiologie pour les accompagner.

---

[39] *Ibid.*

« Je suis toujours à genoux accoudée contre mon canapé, ma sage-femme accompagne mes râles. Elle appuie sur la pointe des os iliaques, je connais ce geste je l'ai lu sur le livre "Bouger en accouchant", il me soulage énormément, elle a les mains fraîches, elle appuie exactement au bon endroit. Je suis épatée en mon for intérieur par sa science » (Récit de Pascaline)

Plusieurs d'entre elles font référence dans leur récit à l'éveil des sens de la sage-femme qui les accompagne, la finesse de son attention dès le premier contact au téléphone lorsque le travail est engagé : *« Elle me propose qu'on se rejoigne directement à la clinique, car au son de ma voix elle a senti que les contractions étaient vraiment fortes »* (Récit de fanny) ; *« pas besoin de lui expliquer, elle sait, elle dit "je l'entends, j'arrive !" »* (Récit de Léonie) ; *« elle me dit que vu mes vocalises le travail est déjà bien avancé »* (Récit d'Oriane). Cette proximité les rassure. Pour Sophie, sage-femme, la pratique de l'accompagnement global est nécessaire parce que la demande des couples est constante, voire grandissante, *« Il y a des sages-femmes qui font ça parce qu'il y a des femmes qui le demandent, et qu'il y en a toujours eu. [...] Et il y en a de plus en plus. »* (Entretien avec Sophie, sage-femme libérale.)

Choisir le lieu de son accouchement

Parmi les motivations qui animent les couples dans leur choix du domicile pour mettre au monde leurs enfants, les besoins d'intimité, de respect et de proximité sont avant tout recherchés. Pour Élisa, sage-femme libérale praticienne, la crainte de l'hôpital ne prime pas chez ses patientes sur l'envie d'être tout simplement dans un lieu non anxiogène, *« à la base du projet, il y a souvent une envie de retrouver du naturel et d'être dans un lieu où elles se sentent bien, en confiance »* (Entretien avec Élisa, sage-femme libérale).

On note également parmi les arguments avancés, la réduction du stress et l'implication du couple dans les conditions de la naissance. Mélanie par exemple met en avant lors de notre entretien la question de la pudeur dans son choix d'accoucher en dehors d'une structure :

> « Quand on parle de notre choix d'accoucher à domicile, on est vite mis dans la case des "écolos un peu extrémistes", un peu farfelus, alors que moi, je voulais juste être tranquille chez moi, je ne me voyais pas accoucher toute nue comme ça, entourée de gens que je ne connais pas ! » (cf. carnet de terrain, entretien avec Mélanie)

Les femmes évoquent également le respect de la physiologie de l'accouchement, le désir d'aborder ce moment sans avoir à *« se conformer aux règles de quelqu'un d'autre »*.

D'un point de vue pratique, opter pour le domicile permet de ne pas avoir à se soucier du moment du départ à la maternité, avec toutes les incertitudes et inquiétudes que ce moment peut procurer. Les femmes évoquent en ce sens, le risque d'arrêt du travail et l'attente à la maternité si elles arrivent trop tôt ; la peur d'avoir à gérer les douleurs ou d'accoucher dans la voiture si elles partent trop tard. Rester à la maison leur permet de rester actives le plus longtemps possible tout en ayant à proximité tous les éléments du quotidien susceptibles de les divertir ou de les soulager ; manger, boire, écouter de la musique, regarder un film, discuter, prendre un bain…

Le post-partum immédiat est également envisagé avec plus de sérénité.

Isabelle a apprécié le fait de ne pas être séparée de ses autres enfants et d'intégrer la venue du nouveau-né dans la vie de la maison.

« Ils sont allés se coucher et le lendemain, ils se sont levés, la petite sœur était là, y'a pas de coupure. À la maternité ça m'avait marquée, ma fille avait 18 mois quand mon fils est né et elle ne l'a pas trop mal vécu elle, mais moi… La séparation… aïe, le soir ils repartaient à six heures… Je pleurais… J'ai fait une espèce de… Pas de dépression, mais une déprime quand même après, ça m'a vraiment paru très, très dur. Alors que là j'étais vraiment en pleine forme. Tout le monde était là le samedi, on a bu le champagne et ils m'ont dit « on ne dirait pas que tu as accouché hier ! », ben ouais, mais je suis à la maison. Je suis chez moi, j'ai dormi dans mon lit, j'ai mon homme à côté de moi, rien que ça. » (Entretien avec Isabelle, 30 ans, mère de trois enfants.)

Elle ajoute,

« Et quand on me dit, ouais, mais à la maternité tu te reposes… Ouais, moi à la maternité on me réveille à six heures du matin, on prend la température, les machins, les trucs, on commence à se rendormir, y'a le pédiatre, après il faut faire le bain à telle heure, faut réveiller le bébé pour faire le bain parce que la puéricultrice veut absolument vous voir faire le bain, enfin… À la maison je ne lui ai pas fait de bain avant ses quatre, cinq jours et puis si elle dort, elle dort et puis moi si je dors, je dors. Je dormais jusqu'à midi le matin, R. se levait, il s'occupait des enfants. » (Entretien avec Isabelle, 30 ans, mère de trois enfants.)

C'est ce qui ressort également du témoignage d'Annabelle lorsqu'elle écrit : *« Puis vient mon fils avec ma sœur, la rencontre vraiment merveilleuse, on ne pouvait pas rêver mieux […] quel bonheur de se coucher chez soi et de se réveiller le lendemain, entourée de ma famille ».*

Hélène et Zelana ont également insisté sur leur état de fatigue moindre lors de leurs accouchements à la maison, sur la satisfaction de ne pas être séparées des aînés et de bénéficier de l'aide de leurs proches pour s'occuper des enfants, de la maison, de leur bien-être tout en profitant des premiers jours avec leur nouveau-né dans l'intimité du foyer. Mélanie avait prévenu ses proches d'un éventuel accouchement à domicile et avait demandé à chacun de venir, lors de sa visite, avec un repas.

« J'avais demandé à toute ma famille de venir avec un petit plat préparé. Je leur avais dit, quand vous venez nous voir vous nous ramener un petit plat préparé. Mon mari il n'avait pas besoin de cuisiner, moi j'avais préparé des choses au congèl' aussi avant. […] Et j'avais mis ma maman et ma sœur dans la confidence de l'accouchement à la maison et donc dès le lendemain ma maman était là et elle m'a dit je viens à sept heures et demie le lendemain pour que nous on puisse faire la grasse matinée, enfin j'ai pas dormi, je venais d'accoucher, mais bon au moins elle s'est occupée des enfants, a préparé le petit déjeuner, s'est occupée d'eux, les a habillés, que nous on prenne le temps quand même aussi, donc voilà, elle est venue, elle nous préparait les repas, elle nous préparait les machins et ça a duré pendant, ouais, six, sept jours comme ça. On avait toujours du monde à la maison, mais je n'ai pas eu ce sentiment d'être fatiguée. Et j'ai profité de ma famille, parce qu'à la maternité ils ne s'autorisent qu'une heure ou deux de visite en se disant sinon après on va la fatiguer, alors tout le monde vient d'un coup et puis tout le monde s'en va et d'un coup y'a plus personne. (Entretien avec Mélanie, 31 ans, mère de trois enfants.)

Même dans le cas d'accouchements relativement longs ou soldés par un transfert à la maternité au cours du travail, toutes les femmes ayant fait le choix d'un accompagnement global en sont satisfaites et n'envisageraient pas un autre suivi pour une prochaine grossesse.

« À partir de ce moment-là, tu te dis, plus jamais heu, hors de question de vivre ça autrement, ça, c'est pas possible. » (Entretien avec Rita, 25 ans, mère de deux enfants.)

« Cet accompagnement-là, franchement, il est bien, moi je le recommande à toutes les mamans… » (Entretien avec Hélène, 36 ans, mère de deux enfants.)

« Si c'était à refaire là, ça serait vraiment un choix, une conviction, ça serait à la maison. Mais après… faut que ça soit une grossesse heu… voilà. » (Entretien avec Mélanie, 36 ans, mère de deux enfants.)

Pour Pauline, sage-femme, il y a aura toujours des couples qui souhaiteront donner naissance à leurs enfants chez eux et le risque pour elle, si les sages-femmes abandonnent totalement la pratique de l'accompagnement à domicile, est que ces couples fassent le choix d'un accouchement non assisté.

« Il y aura toujours des femmes qui accoucheront à la maison. Même si on l'interdit, il y en aura de toute manière. L'évolution qu'on a actuellement, c'est que, comme on refuse des gens (en accompagnement global), et bien ils se disent "on s'en fout, on se démerde tout seuls." Et ça, c'est grave. Ça, c'est dangereux. » (Entretien avec Pauline, sage-femme libérale.)

Faire appel à une doula

L'inadéquation entre l'offre de soins accessible et les désirs des femmes peut les amener à faire appel au service d'une doula. Leurs attentes envers ces accompagnantes à la naissance, sont principalement, l'accès à une information claire et vulgarisée sur le fonctionnement des institutions et protocoles auxquels elles vont être soumises lors de leur accouchement, un contact amical et rassurant, dénué de l'aspect technique et médical du suivi proposé par les professionnels de santé au cours de leur grossesse et la recherche d'une relation « entre femmes » qu'elles ne peuvent ou ne souhaitent pas établir avec leur entourage.

La demande des femmes auprès des doulas est imprégnée d'une volonté de bénéficier d'une transmission entre femmes, d'une reconnaissance des besoins spécifiques à la grossesse et l'accouchement qui seraient ignorés par la prise en charge hospitalière.

Les femmes qui font appel à elles souhaitent également une présence « non médicale » à leurs côtés dans ce moment qu'elles estiment relever de leur intimité.

Dans la description que m'offre Patricia de sa pratique en tant que doula, il n'y a pas de confusion ou d'interférence avec celle des sages-femmes. Une présence féminine, amicale ou maternelle et une écoute *« neutre »* sont les principales attentes des femmes qui font appel à elle. : *« Les choses les plus fréquentes qu'on me demande c'est des massages, des techniques de relaxation ou de faire un moulage du ventre. Elles veulent du soutien, un espace d'écoute ».*

L'idée d'une complémentarité avec l'exercice des sages-femmes est avancée aussi par les mères, *« C'est dommage qu'il y ait ce ressenti de concurrence vis-à-vis des doulas, parce qu'elles respectent le travail des sages-femmes et elles ne font vraiment pas la même chose »* (cf. carnet de terrain, entretien avec Laurence).

Pour Patricia ce que les femmes apprécient, c'est *« d'avoir une personne qui est disponible, jour et nuit, 24 h. /24 pour elle [...], par texto, par mail »*, de bénéficier d'une écoute et d'une empathie qu'elles ne trouvent pas auprès de leurs proches.

Parmi les femmes qui la sollicitent, Patricia distingue différents profils de femmes. D'une part celles qui ont mal vécu leur(s) premier(s) accouchement(s) et souhaitent être épaulées dans leur parcours de soins. D'autre part, celles qui, parce qu'elles envisagent un accouchement « naturel », à domicile ou en structure, voient dans la doula une assistance supplémentaire. Enfin, des femmes seules ou dans une situation sociale et/ou conjugale difficile et qui veulent être accompagnées lors de leurs consultations, dans leurs démarches ou pendant l'accouchement. *« C'est souvent parce qu'elles ont eu un accouchement traumatique pour le premier [...] Et puis y'a aussi des femmes qui sont dans des difficultés sociales ou conjugales, ou des mamans solos qui ont besoin d'être accompagnées pour des rendez-vous, d'être soutenues. »* (Entretien avec Patricia, doula.)

Le jour de l'accouchement, elles peuvent être appelées à rester présentes auprès de la parturiente ou auprès des autres enfants.

C'est en soutenant une de ses amies en difficulté pendant sa grossesse que Patricia a réalisé l'aide qu'elle pouvait apporter et a pris la décision de se former pour devenir doula. *« Je me suis aussi occupée de l'aîné puis je suis allée la chercher à la maternité, j'ai fait des choses qui peuvent paraître anodines, mais qui finalement étaient très importantes pour elle parce qu'elle n'aurait pas pu le faire toute seule. »* (Entretien avec Patricia, doula.)

L'isolement des mères est un facteur identifié dans le recours à une doula. La situation économique et sociale actuelle amène bien souvent à un éloignement familial. Cela a été le cas pour Maryse, *« Je me suis retrouvée loin de la famille, des amis. Voilà, j'ai suivi mon compagnon qui était en déplacement de travail et du coup j'étais seule. »* (Entretien avec Maryse, 32 ans, mère d'un enfant.)

Zelana et son mari vivent loin de leurs familles respectives. Le lieu de travail de son mari étant relativement distant de leur domicile, il a donc suggéré à sa femme de faire appel à une doula afin qu'elle ne soit pas seule en cas de besoin. *« Il voulait que je ne sois pas seule, qu'il y ait quelqu'un au cas où, s'il n'était pas là, même pendant la grossesse, si jamais j'avais besoin. Qu'il y ait quelqu'un pour moi. »* (Entretien avec Zelana, 29 ans, mère de deux enfants.)

Zelana parle aussi de l'aide qu'elle a trouvé à pouvoir s'exprimer librement sur sa grossesse auprès d'une personne qui ne soit pas impliquée émotionnellement comme le pouvait être son mari. Bien que cette relation soit très « amicale », Zelana remarque que l'espace de parole offert par la doula est plus confortable qu'il pourrait l'être avec des amies parce que celle-ci est extérieure à sa vie privée. Faire appel à une doula permet pour elle de bénéficier d'une présence féminine, rassurante, mais qui ne soit pas inclue dans le cercle familial ou de pairs.

L'ambiguïté que peut représenter, notamment dans la vision de certains professionnels rencontrés, l'identification de la doula comme une *« amie »* associée à une *« rémunération généreuse »*, n'est pas perçue comme tel par Zelana. *« Elle me faisait des massages, elle me prêtait des livres, elle venait passer du temps avec moi, elle ne comptait pas ses heures, je pouvais la joindre jour et nuit, pour moi c'était normal de la payer, c'est un accompagnement, c'est pas juste une amie. »* (Entretien avec Zelana, 29 ans, mère de deux enfants.)

Maryse me fait part d'un ressenti similaire sur son besoin de se confier à une personne extérieure à son entourage, disponible, dans une relation sans jugement, *« dans une écoute extraordinaire, toujours en train de rebondir à mes questionnements, sans donner de conseils, jamais, toujours dans l'écoute et dans la proposition ».* (Entretien avec Maryse, 32 ans, mère d'une enfant.)

Les femmes qui souhaitent les services d'une doula sont parfois suivies par une sage-femme libérale dans le cadre d'un accompagnement global. Malgré l'écoute attentive de ces professionnelles, ces femmes sont en recherche d'une relation autre que la relation patient-praticien. *« La prise en charge au niveau médical, c'est toujours très technique et vachement intrusif et ce n'est pas ce dont on a besoin en fait, surtout quand une grossesse se déroule bien. On a besoin d'être entourée, d'être écoutée, d'être épaulée et ça pour moi ça a été la doula qui a apporté ce côté-là. »* (Entretien avec Laurence, 31 ans, mère de deux enfants). La sage-femme est alors associée à l'aspect « technique », médical de la grossesse, parfois parce les femmes ont l'impression que l'attention de cette dernière est *« focalisée sur le bébé ».* Les soucis d'ordre personnel et intime seront discutés avec la doula.

Zelana est originaire de l'île Maurice, où pour elle il existe encore une solidarité autour de la mère après la naissance d'un enfant dont elle ne pouvait bénéficier. La présence de la doula en post-partum a, selon elle, comblé ce manque : *« À Maurice elles s'occupent les unes des autres. Une femme là-bas pendant 40 jours, elle ne sort pas de chez elle, tout le monde apporte quelque chose à manger, on s'occupe des autres enfants et ça c'est impossible ici, en tout cas pour moi, je suis un peu toute seule ici. »* (Entretien avec Zelana, 29 ans, mère de deux enfants.). La solitude du couple mère-bébé est souvent exprimée par les femmes en post-partum. Patricia souligne l'importance pour les mères de pouvoir reparler de leur accouchement avec elle, *« C'est important pour elles de débriefer, d'éviter de le garder en elles pour plus tard. ».* (Entretien avec Patricia, doula.). Pour Maryse, l'écoute de la doula a été essentielle pour accepter la façon dont s'est déroulé son accouchement, *« Dans ce moment-là y'a pas grand-chose d'autre que l'écoute en fait pour faire passer la frustration. »* (Entretien avec Maryse, 32 ans, mère de deux enfants.)

L'aide pratique que peut apporter la doula, en faisant quelques démarches, des courses ou s'occuper des aînés ne fait pas officiellement partie des services qu'elle propose, mais s'impose lorsque la jeune mère est particulièrement seule. De plus, certaines femmes confient qu'elles sont entourées, *« mais pas de la bonne façon ».* Elles reprochent un manque de soutien familial ou à leur entourage d'être focalisé sur le bébé et de ne pas proposer leur aide spontanément.

Dans le déroulement des événements, la présence de la doula est apparue pour Zelana comme indispensable. La naissance s'est passée à son domicile et la doula est arrivée avant la sage-femme. En plus d'avoir été une présence rassurante en l'attendant, elle a pu s'occuper de son premier enfant.

Il arrive également que les doulas soient contactées par des conjoints qui appréhendent ou qui ne souhaitent pas être là au moment de l'accouchement. La question du respect de la pudeur et de l'intimité, qui fait parfois défaut en milieu hospitalier, est entendue ici du point de vue des pères.

> « Un père peut ne pas être à l'aise à ce moment-là, surtout dans un milieu hospitalier où il y a des protocoles, la position qui peut être imposée. Il y a aussi des hommes qui disent que d'être témoin d'actes chirurgicaux sans être préparés à l'avance, comme l'épisiotomie, le fait de diriger la naissance, c'est des choses qui peuvent être vraiment compliquées pour eux, surtout d'être témoin de ça sans pouvoir rien faire. » (Entretien avec Patricia, doula.)

Sur Internet on peut trouver des blogs de sages-femmes, hospitalières ou libérales. Elles s'expriment sur leurs expériences, suscitent des débats parfois avec les personnes, simples lecteurs ou consœurs, qui commentent leurs articles, partagent leurs points de vue. Dans l'un d'eux, une sage-femme raconte l'accueil d'un couple dans son service qui souhaite que le corps de la femme soit dissimulé afin de respecter sa pudeur. La sage-femme accompagne ce couple en accord avec leur souhait jusqu'à ce qu'un obstétricien entre en salle de naissance :

> « Lorsqu'il entre dans la pièce, la sage-femme lui glisse quelques mots pour expliquer la présence du drap. Elle n'aura pas le temps de terminer sa phrase. Ne sachant rien, ne cherchant pas à savoir, l'obstétricien s'exclame :

“C’est quoi cette connerie !”, arrache le drap et le jette à terre. Elle se sent humiliée, il se voit impuissant à la protéger. Leurs larmes ponctuent le récit de cette naissance et ce ne sont pas des larmes de joie. » (Article posté par « 10lunes », le mardi 3 novembre 2015).

Contrairement au discours courant sur la place du père pendant l’accouchement, Patricia, amenée à rencontrer des couples qui ne souhaitent pas la présence du conjoint pendant l’accouchement, analyse cette invitation autrement : *« le père qui doit être là à tout prix pour coacher sa femme ça peut renvoyer à la femme l’idée qu’elle ne peut pas y arriver toute seule et parfois on nous parle de problèmes de sexualité, de relations de couples en post-partum et ce n'y est peut-être pas pour rien. »*

Les doulas sont rarement bien acceptées en milieu hospitalier. Dans la maternité où elle s’était inscrite pour son accouchement, Zelana avait présenté sa demande d’être accompagnée par sa doula. Cela lui avait été clairement refusé, *« à la rigueur vous pouvez dire que c’est une amie, mais pas une doula »*. Maryse me fait part de remarques similaires, *« une seule personne est admise, votre mari ou quelqu’un d’autre, mais une doula c’est non »*.

Zelana interprète ce refus par une méconnaissance de la part du corps médical du rôle de la doula, *« ils ont peut-être être peur que la doula prenne la place de la sage-femme dans leurs compétences médicales, alors qu’en fait ça n’a rien à voir. »* (Entretien avec Zelana, 29 ans, mère de deux enfants). Maryse quant à elle regrette ce manque d’ouverture qui nie aux femmes la nécessité d’un soutien d'une autre nature que celui offert par les professionnels de santé, *« ils ne réalisent pas la nécessité que ça peut être pour certaines mamans d'être accompagnée d'un point de vue psychologique, émotionnel. »* (Entretien avec Maryse, 32 ans, mère d'un enfant.)

CHAPITRE 3 : L'EXPÉRIENCE DE L'ACCOUCHEMENT PHYSIOLOGIQUE

Préparation physique et mentale à l'accouchement

La préparation à l'accouchement physiologique commence souvent par une prise de décision. En effet, les femmes qui l'envisagent comme une simple option, une voie hypothétique, *« si c'est possible », « si la douleur est gérable sur le moment »*, se retrouvent pour beaucoup confrontées le jour J à un rapport de force inégal entre leur désir et des conditions d'accouchement souvent mal anticipées et peu négociables[40].

Le choix de l'accompagnement global, qui en France n'est réellement possible qu'avec une sage-femme libérale en cabinet ou en maison de naissance, marque en ce sens une maturation dans la préparation à un accouchement sans analgésie, *« je me disais que j'étais capable d'accoucher toute seule et la sage-femme me confortait dans l'idée que je saurais faire »* (Récit de Diane). Le choix du domicile résonne souvent comme l'aboutissement de cette autonomisation, *« Nous avions décidé que tu naîtrais dans notre salon »* (Récit d'Annabelle).

Les travaux de Raymonde Gagnon au Québec illustrent parfaitement à quel point, la détermination, la confiance en soi et dans les capacités naturelles du corps des femmes à enfanter constituent « le déterminant radical au désir d'autonomie [41]». L'étude des itinéraires, de la grossesse à

---

[40] Faya-Robles, 2012; Thomas, 2022.
[41] Gagnon, 2023: 208

l'accouchement, montre que la grande majorité des femmes qui ont vécu « leur accouchement rêvé » sont celles qui ont accouché de la façon dont elles le souhaitaient « au point de départ », que leur souhait ait été d'avoir recours à la péridurale ou non[42].

Lorsque le choix de la physiologie est assumé, vont s'ajouter aux peurs véhiculées par l'entourage, les réticences et avertissements des professionnels peu enclins à encourager les femmes dans cette voie. Se fixer un objectif permet de s'engager mentalement dans une aventure que l'on attend autant qu'on l'appréhende. Géraldine écrit :

> « Je prépare mon accouchement sans péridurale, mais dès que j'en parle, je rencontre des rires, découragements, stupéfaction. J'ai très peur d'être découragée par le personnel soignant le jour J. Mon partenaire me soutient, mais je ne sais pas s'il sera assez fort, il ne supporte pas trop l'idée de la douleur et j'ai peur qu'il craque aussi. Je cherche des témoignages pour savoir comment me préparer mentalement ».

Anticiper les conditions de son accouchement permet d'élaborer des stratégies pour ne pas laisser les craintes prendre le dessus.

Travailler la confiance en soi demande du temps. Le temps de la grossesse est investi pour se renseigner sur le déroulement de l'accouchement, la gestion de la douleur, les techniques pour faciliter le travail. Certaines femmes,

---

[42] Gagnon, 2023 : 53

comme Mélanie, ont exploré plusieurs voies, *« j'ai fait de la sophro, de l'haptonomie, du chant prénatal »,* d'autres n'ont pas ressenti ce besoin, *« Je n'ai fait aucune préparation spécifique, j'ai seulement lu des témoignages et des récits de naissance »* (Récit de Sarah).

Le suivi global par une sage-femme comprend également une préparation à l'accouchement adaptée aux attentes de leurs patientes, comme pour Diane qui envisage d'accoucher en plateau technique en présence de sa sage-femme malgré une présentation fœtale par le siège, *« nous avons rendez-vous avec notre sage-femme, on révise l'accouchement d'un bébé en siège décomplété, ce qu'il faut faire pour éviter la flexion de la tête, comment bébé va sortir et ce qu'elle va faire ».*

Lorsque les premiers signes du travail se font sentir, l'événement s'organise. Prévenir son conjoint, faire garder les aînés, installer la piscine, envoyer un message à la sage-femme lorsque l'accouchement est prévu à domicile, finaliser ses activités de la journée ou les derniers préparatifs avant de pouvoir se consacrer pleinement à ce moment tant attendu. S'offrir un moment d'intimité, se reconnecter au sentiment amoureux qui a nourri ce désir d'enfant, se retrouver à deux avant d'être trois est aussi une façon d'activer les hormones et le lâcher prise-nécessaires à l'ouverture du corps. C'est ce qu'exprime Élise dans son récit, *« On fait l'amour, longtemps. Abandonner toutes résistances, s'ouvrir, faire confiance à mon corps qui aime et qui va donner la vie ».*

De façon plus ou moins progressive, le corps entre dans la danse des contractions. Les sensations se précisent et chaque femme entre à sa façon dans cet état modifié, entre concentration et abandon. Pascaline va *« prendre un bain allume des bougies, essaye de bien respirer comme au yoga, d'accompagner chaque contraction, de visualiser l'ouverture »*, Sarah se détend, *« laisse venir chaque contraction et l'accompagne de pensées positives ».*

Élise décrit les images qui traversent son esprit, *« Je vois toutes les sages-femmes qui m'ont accompagnées pendant cette grossesse »*. Elle pense à celles dont elle a lu les écrits, celles qui l'ont accompagné pour ses grossesses précédentes, celles qu'elle a croisées le temps d'une consultation, « *la confrontation avec une sage-femme de l'hôpital qui m'a renvoyé à mon âge et à ma multiparité, scrupuleuse et anxiogène, et une plus âgée aussi qui m'a dit « c'est bon pour l'accouchement à la maison, vous avez fait vos preuves déjà ! » »*. Puis elle tente de chasser ses *« pensées parasites »* en se focalisant sur autre chose, *« j'écoute le vent dans les arbres, je regarde le feuillage bouger. Je débranche »* (Récit de Élise).

Oriane dépeint en détail la façon dont elle s'installe, rassemblant autour d'elle les éléments soigneusement prévus pour l'occasion :

> « J'enfile la chemise de nuit à carreaux achetée pour l'accouchement et commence à faire danser mon bassin sur le ballon. Je lance un film sur mon téléphone pour m'aider à me fixer sur une image. La position assise est inconfortable sur le ballon, je le pose contre la tête de lit. La poitrine en appuie sur le ballon, à genoux et assise sur mon coussin d'allaitement je cherche ce qui m'aide à gérer.

En me balançant d'avant en arrière et en serrant mon peigne d'acupression, je suis bien. […] C'est dans cette pièce que je me suis préparée mentalement et physiquement durant ces neuf mois. Je cherche à répondre à mon besoin d'intimité, de silence, de chaleur, et d'obscurité. J'allume la lumière rouge, la guirlande et les bougies led, j'installe mes cartes mantras peintes au 3e mois, j'allume le chauffage d'appoint, je mets mes écouteurs sans fils achetés pour l'occasion et lance une playlist. […] Je regarde où je me situe sur la montagne des étapes holistiques de l'enfantement, il semble que je suis sur la première étape de la phase active "sur la montagne", effectivement je me sens basculer vers un état modifié de conscience, je me sens entre deux mondes. Entre les contractions je lis mes mantras et mes affiches inspirantes. Je retiens deux phrases qui me parlent sur l'instant "ce n'est pas de douleur c'est de la puissance" et "chaque vague te rapproche de ton bébé". » (Récit d'Oriane)

L'échange avec des femmes sensibles à la préservation d'un « univers féminin » dans leur vécu de la maternité m'a appris l'existence des *blessing way*. Les *blessing way* ou « rituel de bénédiction » s'inspirent d'une célébration traditionnelle Navajo autour de la femme enceinte[43]. Il s'agit de rencontres, le temps d'une journée par exemple, organisées pour et autour d'une femme enceinte, par ses amies proches. Discussions, partages, dons, lectures, ou encore massages, soins, rythment ce moment consacré à la

[43] Cf. Bouhier-Charles N., 2013, *Blessing way. Rituels d'aujourd'hui pour célébrer la grossesse et la naissance*, éd. La Plage.

future mère en vue de l'accompagner et de la soutenir dans ce passage.

Amandine avait organisé un *blessing way* quelque temps avant la naissance de son enfant et s'est *« sentie reliée »* aux femmes présentes ce jour-là pendant le travail.

« J'avais participé à un cercle de femmes en juillet et en novembre, j'avais mes amis qui étaient venus, on a fait un week-end, comme un blessing-way… Et c'est vrai que je me suis reliée aux femmes que je connais, qui sont maman et ça m'a accompagnée quand même beaucoup dans le travail. De se dire que… Ben voilà, ça va se faire quoi, tu vas rentrer dans ce cercle des mamans. » (Entretien avec Amandine, 34 ans, mère d'un enfant.)

Parmi les récits de naissance étudiés, plusieurs font référence à des objets élaborés lors d'une rencontre entre amies pendant la grossesse en vue d'apporter un soutien moral au moment de l'accouchement. Parmi eux, celui de Fanny : *« je m'allume les bougies de mon blessingway pour me plonger dans mon bain [...] Je m'auto hypnose et visualise mon bébé dans mon ventre qui commence doucement à descendre »*, de Constance : *« Je mets mon collier blessing way autour du cou et essaye de me concentrer sur mon bébé »*, de Noémie :

« Je prépare mes petits rituels de mon blessing way tranquillement. J'allume une bougie, je me mets de la musique douce, je crée mon petit cocon de douceur. […] Ma sage-femme me tend un galet de mon blessing way sur lequel une copine a écrit : "Tu es puissante "; Ce galet me donne la force de continuer, de ne pas baisser les bras. » (Récit de Noémie)

Besoin d'intimité : préserver sa « bulle »

Que l'accouchement ait eu lieu en plateau-technique ou à domicile, *« la disponibilité »*, *« la discrétion »* et *« le respect »* de la sage-femme pour la femme, le couple, leur intimité ou le rythme du travail sont toujours présents dans les récits. *« Ça s'est passé comme je le souhaitais, dans le respect de notre rythme, de notre intimité »* (Second entretien avec Amandine, après son accouchement.)

Le besoin de préserver son intimité est exprimé sous différents angles. La pudeur mise à l'épreuve dans un environnement inconnu comme celui de l'hôpital est préservé à domicile, tant pour la femme que pour son conjoint. Lorsque l'accouchement à lieu en structure, certaines femmes témoignent de stratégies mentales ou relationnelles pour préserver leur « *bulle* ». Concernant l'espace environnemental, un ou une compagne, une doula, peut faire « bouclier » contre toute forme d'intervention intempestive. L'espace mental se fait hermétique. Diane garde *« les yeux fermés »* depuis son arrivée à la maternité, elle écrit : *« J'entends que ça s'agite autour de moi, qu'on installe du matériel. Il y a plusieurs personnes, mais je ne les vois pas, je garde les yeux fermés, je reste dans ma bulle. J'espère qu'ils vont tous sortir et que mon mari arrive bientôt ».*

Un environnement sécure permet à la parturiente non seulement de constituer cette « bulle », mais également d'y laisser agir, selon ses besoins, une aide tierce en qui elle a confiance. Certaines, comme Élise, sollicitent leur conjoint, *« je demande à mon conjoint d'appuyer de chaque côté du sacrum, sur les iliaques, je profite de cet appui pour laisser descendre mon hôte. Je guide ses mains sur mon bassin [...] et puis après « lâche tout ! ne me touche plus ! »*

Cette connexion entre les corps, par la réponse à une demande d'un toucher, d'un massage ou d'une présence étroite, *« mon conjoint m'enlace, on ne fait plus qu'un comme si lui aussi accouche »* (Récit de Pascaline) est, de fait, facilité dans un cadre privé.

De même, le désir d'accueillir son enfant dans un environnement familier, chaleureux, calme, entouré des siens paraît, pour les femmes qui témoignent, peu compatible avec le milieu hospitalier, *« nous avons trouvé les lieux difficiles lors de la visite, les chambres de travail sont minuscules, la salle de bain est froide et les salles de naissance sont pleines d'appareils de torture ! Bref, on ne s'y voit pas vraiment »* (Récit de Diane). Écouter de la musique, danser, *« sans avoir à se soucier du regard des autres », « sans avoir peur de déranger »* ou *« de se sentir ridicule »* est rarement facilité en milieu institutionnel.

Garantir l'intimité de la parturiente passe par la protection de ce qui est en dedans, au cœur des émotions, en limitant les interférences, mais également par la libre expression de ce qui vient du plus profond et qui ne demande qu'à être extériorisé, des *« cris de puissance », « des vocalises », « des sons profonds », « ce qu'il y a de plus animal en moi »*.

L'environnement familier et sécurisé du domicile aide à ne pas rompre la bulle qui se forme tout au long du travail, *« Je rentre dans une bulle et ne suis plus consciente de ce qui se passe autour de moi ».* (Récit de Fanny) et facilite l'accès direct à ses besoins versatiles, boire, manger, *« faire entrer de l'air frais », « allumer un feu de cheminée »,* marcher, choisir l'endroit et la position la plus confortable, favorable et surtout, changer à l'envie ! *« Finalement, je suis bien comme ça, accroupie devant le canapé. Il m'apporte les alèses, une bougie et la tisane que j'avais préparées dans la chambre »* (Récit d'Élise), *« plusieurs fois je passe de la douche à mon lit »* (Récit de Constance).

L'auto-évaluation du déroulement physiologique du travail

Les femmes qui se sont consciemment préparées à un accouchement physiologique, bien que la plupart tiennent particulièrement à la sécurité apportée par la présence et la vigilance d'une sage-femme compétente, font majoritairement preuve d'une observation fine de leurs manifestations corporelles pendant le travail et d'une confiance en la physiologie.

Certaines utilisent des outils de visualisation des différentes phases du travail, afin de se situer dans sa progression, d'accepter le temps nécessaire à chaque étape, de se préparer mentalement à l'étape suivante.

Dans les récits de naissance la référence à l'image des « vagues » par exemple pour évoquer les contractions est fréquente. Cette comparaison permet d'accepter l'impermanence de celles-ci, d'accueillir les contractions comme un mouvement laissant place à une accalmie qu'il faut savoir saisir pour reprendre des forces en vue de la prochaine vague/contraction.

Un peu dans l'idée de la psychoprophylaxie ou méthode de l'accouchement sans douleur popularisée dans les années 1970, les femmes s'appuient sur leur connaissance et leur compréhension des mécanismes de la parturition pour positiver leurs sensations et rester sereines malgré la douleur.

C'est ce qu'exprime Annabelle dans son récit :

> « Je sens que ma fille s'engage dans le bassin, que les contractions sont vraiment très puissantes, je suis dans un autre monde, je vocalise, je pense à détendre mon corps au maximum, ma mâchoire, tout se déroule parfaitement bien, je n'ai aucun moment de panique, je suis bien entourée et j'ai réussi à activer les bonnes hormones pour me sentir en confiance dans la puissance des vagues. [...] je pense que j'arrive à la phase dite de désespérance tellement c'est puissant. Je t'entends me dire que je suis la plus forte que ce que je fais c'est super, je crois que j'ai dit quelques gros mots. La tête à commencer à sortir, ça brûle, mais les contractions sont différentes, gros changement de sensation, une envie de pousser, de vocaliser, de me redresser, mais je n'y arrive pas je préfère rester à quatre pattes. J'entends la sage-femme me dire de toucher, je mets ma main je sens la tête de ma fille. À ce moment-là je me dis que c'est presque fini, que je vais rencontrer ma fille. Puis tout son corps glisse comme un petit poisson sur la dernière contraction. » (Récit de naissance de Annabelle)

Les moments forts que les femmes identifient le mieux et qu'elles retranscrivent avec précision dans leurs écrits sont la phase de désespérance - qui correspond au moment où, proche de la dilatation complète, l'intensité des contractions et la décharge hormonale d'adrénaline peuvent provoquer un moment de panique ou de doute - l'engagement et la rotation du fœtus dans le bassin et « le cercle de feu » dû à l'étirement des tissus au moment du passage de la tête, qui annonce l'expulsion.

« Je pousse des hurlements de douleur et je crie que je vais mourir. C'est donc ça la phase de désespérance. Je sens mon mari qui m'enlace et tente de me rassurer, puis ce dont j'avais entendu parler comme le « cercle de feu » arrive, cette douleur indescriptible avec cette sensation de brûlure accompagnée d'une envie de poussée impossible à vaincre et je hurle de toute ma puissance en poussant au moment de l'expulsion. » (Récit de Fanny)

« A partir de là je me laisse complètement submerger par les contractions, je grogne je râle… c'est ma phase de désespérance, je crois. […] Dans ma tête je me demande comment je vais faire pour continuer, j'en peux plus, je veux abandonner ! Puis je me mets un coup de fouet, je sais que c'est bientôt la fin. » (Récit de Sarah)

Pour faire face à l'incertitude ou la déstabilisation que peuvent entrainer ces moments particulièrement intenses pendant le travail, certaines s'appuient sur des illustrations, élaborées à la façon de cartes mentales, qu'elles dessinent elles-mêmes ou qui sont partagées sur Internet. Comme dit précédemment, ces schémas peuvent être complétés de phrases d'encouragement ou de soutien préparés en amont, parfois lors d'un *blessing way.*

Sarah se concentre sur l'idée que son corps *« est fait pour endurer cette douleur », « je me répète comme un mantra « bouche molle-col mou » comme sur l'illustration que j'ai imprimé sur l'accouchement physiologique ».*

Oriane quant à elle avait *« briefé »* son conjoint sur les différentes phases qu'elle allait traverser pour éviter qu'il se trouve désemparé et s'assurer de son soutien :

> « Voilà celle que je redoutais et attendais en même temps, la fameuse phase de désespérance. Heureusement, mon conjoint était préparé et savait quoi faire. "J'en ai marre, pourquoi je fais ça, je veux la péridurale, je veux aller à la maternité ". Je mets des coups de tête et de poing dans le mur et sur le matelas. Il sourit en entendant mes phrases délirantes, il me dit que c'est bientôt terminé, que c'est normal et que ça ne durera plus longtemps. » (Récit d'Oriane)

Diane s'est préparée à une naissance par le siège avec sa sage-femme. Lors du trajet en voiture en direction de la maternité où son accouchement est prévu en plateau technique, elle reste concentrée sur les conseils donnés : *« Si je sens que ça pousse, il faut que je reste assise sur mon périnée et que je laisse pousser sans trop retenir, afin de faire descendre bébé et surtout la tasser pour qu'elle garde la tête fléchie ».* Plus loin dans son récit elle décrit la sensation de poussée et la difficulté à contrôler sa respiration :

« Elle me dit qu'elle sent un pied, que je peux le sentir si je veux. Effectivement, je sens un petit pied, je suis contente, c'est doux, humide, chaud… Ça sent la fin. Je me rappelle que la sage-femme nous avait dit que si un pied sortait, elle le repousserait, mais je ne la sens pas faire… J'en ai marre, j'ai envie d'en finir, je ne veux plus me retenir alors je pousse. […] Je crie, de plus en plus fort, je pousse et on me dit de ne pas pousser avec la gorge. Je n'arrive pas à faire autrement, c'est trop intense. Je sens que ça sort, ça commence à me brûler. On me dira après que j'ai fait des pauses, je ne m'en souviens pas. J'ai l'impression d'avoir poussé en continu. J'ai du mal à reprendre ma respiration. On m'encourage à reprendre mon souffle pour ne pas m'hyper ventiler. Je sens comme un passage, je crois que c'est fini, mais ça pousse encore. Une nouvelle poussée et je ne sens plus rien. On me pose mon bébé sur le ventre. » (Récit de Diane)

Élise revient dans son récit sur ses sensations, sur la progression du travail, sur les associations d'idées qui surgissent tels des flashs. Ballottée entre lâcher prise et connexion à son corps, extériorisation et communication avec son enfant, elle décrit la puissance des contractions, sa retenue de peur d'abîmer son périnée, la descente de l'enfant dans le bassin jusqu'à l'expulsion.

« Je me réveille vers 3h. Au début calme plat et puis les contractions arrivent. Mon mental tourne à fond, j'ai des tremblements dans les jambes et de nouveau des contractions. Implacables. J'ai peur. Je commence à vocaliser. […] Et puis je sens mon bassin qui commence à s'écarteler. Je sens mes os disloqués, flottants […] Il me semble sentir une masse qui traverse mon bassin, une grosse boule, au gré des vagues de contractions. […] La poche des eaux jaillit, je me dis que c'est trop tôt, la tête est encore loin. Alors j'encourage mon bébé à s'engager. […] Puis je sens mon urètre, mon rectum, pas envie de saccager tout, je ralentis la progression de peur de m'abîmer. Cercle de feu, couleur lichen, bleu, vert, image du littoral, de l'estuaire, lieu de mon enfance… […] C'est une force colossale qui s'engage. Je suis debout, écumante. S'ouvrir, faire le passage. Le bassin s'ouvre, la tête est là, je la sens. Je sais que la fin est proche, alors je pousse une dernière fois, la tête sort. Soulagement. Le corps glisse, léger, à peine perceptible. Le bébé apparaît, devant moi sur les coussins. » (Récit de Élise)

Nour partage le récit de naissance de son quatrième enfant. Elle a fait le choix pour la première fois d'un accompagnement global et découvre les sensations d'un accouchement sans péridurale.

« Je n'ai pas envie de réveiller ma sage-femme maintenant, ça me semble trop tôt, je sens que je peux encore très bien gérer seule dans ma bulle. Finalement, vers 6h30, je sens que les choses s'accélèrent. La douleur monte encore en intensité, je commence à souffler de plus en plus fort lors des contractions. […] Je me surprends à commencer à crier, peut-être même à perdre pied. Je sens la tête du bébé qui pousse au niveau du col à chaque contraction. Je décide finalement d'appeler ma sage-femme à ce moment-là. […] À un moment, je sens que les contractions redeviennent plus fortes. Je ressens des sensations que je n'ai jamais connues auparavant et pourtant c'est mon quatrième enfantement ! Je sens mon bébé descendre, je ressens pour la première fois l'envie de pousser. [...] puis, rapidement après, je sens que ça brûle fort, très fort à l'intérieur de moi. C'est donc ça le cercle de feu ! Encore une nouveauté pour moi qui ai toujours eu la péridurale. Je suis à genoux, je sens la tête de mon bébé qui arrive, je pousse et je découvre encore que mon corps est capable de pousser tout seul et d'une façon totalement différente de la façon dont je le fais. En fait, il accompagne mon bébé, il est capable de gérer seul. À chaque contraction, je pousse pour me soulager et quelques secondes après mon corps gère seul les poussées que je ne contrôle pas. La sensation est tellement étrange. Mon corps est puissant. [...] Ça brûle, je sens la tête de mon bébé qui sort. » (Récit de Nour)

Oriane explique également comment elle s'engage dans le travail comme dans un voyage, avec ses peurs, les obstacles et difficultés à surmonter. On peut lire dans son témoignage l'importance d'être à l'écoute de son corps pour trouver le mouvement, la position qui va faciliter le passage, mais également la peur qui peut envahir, celle de ne pas y arriver, voire celle de mourir.

« Debout, la gestion de la douleur me paraît impossible. Je tourne littéralement en rond, cherchant ma place, ma position comme le fait un animal avant de se coucher. Pendant quelques minutes, les sanglots que je laisse s'échapper, le mouvement frénétique de mes jambes démontrent, comme je le ressens, que la panique s'empare de moi. [...] à peine le temps de faire le trajet jusqu'à la chambre qu'une contraction me fait presque me jeter sur le matelas. Cette fois je sais que je suis proche du sommet, je suis bel et bien dans le tourbillon. [...] Je sens que bébé descend dans le bassin et j'ai peur. J'ai l'impression de le retenir. Je me déhanche instinctivement quand je sens qu'il est de travers. [...] Voici arrivée la phase de quiétude. Un calme extraordinaire prend possession de la maison. Je m'assois sur mes talons, me berce et somnole. Je suis dans une sorte de méditation. Je contemple. Je savoure ce moment qui me semble sacré, car je sais que le voyage n'est pas terminé, les grandes vagues m'attendent un peu plus loin. Les contractions ne s'interrompent pas durant cette phase, mais leurs fréquences d'apparition diminuent énormément. Presque par surprise, je me réveille et me dirige maintenant vers le rivage. Les vagues reprennent, encore plus fortes. J'anticipe leur apparition. Dès que je les sens arriver, je me plonge immédiatement dans le coussin et me concentre sur ma voix que je cherche à abaisser le plus possible. Mes vocalises sont entrecoupées par le râle des contractions. Je deviens un ouragan, je deviens sauvage et incroyablement puissante. Je ne le cherche pas, mais mon corps pousse si fort ! Je suis de retour sur terre, prête à y amener mon bébé. À force de me déhancher, j'ai une crampe à la fesse alors je m'allonge sur le côté. Comme pour annoncer mon retour, mon chant devient plus aigu, se transforme en hurlements, je guide mon bébé jusqu'à la fin du tunnel. [...] Une nouvelle sensation arrive, celle du cercle de feu. Ça me brûle, je dis à la sage-femme "j'ai l'impression de m'ouvrir en deux, le clitoris me brûle". Elle me rappelle qu'il s'agit du cercle de feu et que je peux appuyer sur le clitoris pour m'apaiser. Je suis son conseil, mais retire rapidement ma main, car je sens qu'il est très sensible et "pulse". » (Récit de Oriane)

Accepter la douleur

La préparation physique et mentale, évoquée précédemment, est le premier outil de gestion de la douleur. Parce qu'elle est anticipée et positivée dans sa fonction, la douleur n'est pas abordée comme un ennemi contre lequel il faut lutter, mais comme une puissance interne à dompter, à dépasser ou tout simplement à accepter.

« J'ai mal, très mal, je ne sais pas si je vais y arriver et en même temps je trouve tout cela tellement magique. Je me sens reconnaissante envers la vie de pouvoir vivre ce moment intense, déroutant et magique en même temps. Je trouve ça tellement dingue que le corps puisse supporter une telle douleur sans s'écrouler et continuer à trouver de la force. » (Récit de Nina)

Le contact avec l'eau est très souvent évoqué comme un moyen d'atténuer les sensations des contractions comme en témoignent Fanny, Hélène et Oriane dans leurs récits : *« Je me sens tellement bien, presque plus de douleur entre les contractions, je suis pleinement détendue et profite de ce moment à fond »* (Récit de Fanny) ; *« Je suis donc restée cinq heures dans cette grande baignoire, les contractions qui se rapprochaient me laissaient de moins en moins de répit »* (Récit de Hélène) ; *« je rentre dans l'eau presque trop chaude, mais tellement agréable, je reste assise quelques instants, je savoure l'eau, la sensation de chaleur, de flottaison »* (Récit d'Oriane).

Que cela soit en début de travail ou plus tard la douche, la baignoire, la piscine prévues pour l'occasion, sont utilisés pour se détendre, *« je cherche une position confortable. Allongée sur le côté, les mains repoussant le bord de la baignoire, c'est comme ça que je me sens bien pour le moment »* (Récit d'Oriane), profiter de l'apesanteur, de la chaleur de l'eau, plus ou moins longuement.

« Je m'installe dans la piscine et le confort est immédiat. Je suis bien, c'est comme un cocon chaud et doux. À partir de ce moment, je n'ouvrirai quasiment plus les yeux. Le monito est toujours bon, les contractions un peu plus longues et un peu plus rapprochées, mais vraiment très gérables. Je trouve la position qui m'aide le plus, à genoux, la tête reposant sur le rebord, les mains agrippées à mon conjoint. » (Récit de Pascaline)

La fatigue et la force des contractions obligent à trouver un appui, à quatre pattes au sol ou sur les genoux, la tête et les bras reposant sur le support le plus adéquat sur le moment. *« À genoux sur le matelas, la tête sur le ballon »* pour Annabelle, *« les genoux sur le matelas au sol, la tête et les bras posés sur notre lit »* pour Diane. Marie est *« penchée en avant, les avant-bras sur le bord du lavabo »* ; en début de travail, Nina se détend longuement *« assise en tailleur sous la douche en tournant mon bassin »*.

Tout au long du travail, les femmes alternent les positions, répondant instinctivement au besoin de mouvoir leurs corps, de mobiliser leur bassin et de soulager la douleur. Diane écrit : *« Instinctivement, je change de position. Je suis maintenant à quatre pattes sur le matelas au sol, les fesses en l'air et la tête sur un oreiller »*. Élise se positionne sur le côté, dans son lit, elle *« s'endort entre chaque contraction »*, lorsque le travail s'intensifie, elle se relève pour marcher un peu dans la maison, s'*« accrochant à une chaise »* à chaque contraction. Fanny reste un moment *« un genou à terre, appuyée sur la table de travail »* avant de s'installer *« accroupie dans la baignoire »*. À chaque contraction Oriane *« enfouie [son] visage dans le coussin tout en [se] balançant assez fortement d'avant en arrière comme pour suivre ou donner un rythme aux contractions »*.

Au grès des vagues, le corps se balance, le souffle accompagne l'effort utérin. Les contractions amènent la dilatation, le calme précède la poussée. Inspirations, expirations se succèdent. L'intériorisation, la concentration amènent l'extériorisation de la puissance.

Certains récits décrivent une *« déconnexion totale »* tout au long du travail, parfois jusqu'à l'expulsion, *« j'ai les yeux fermés la plupart du temps, je suis dans ma bulle. Dès que j'ai des pensées parasites, je me force à oublier mes bouquins pour revenir dans mon cocon. »* (Récit de Diane) ; *« Je déconnecte de l'environnement, je n'écoute plus ce qu'il y a autour, je suis tout entière consacrée à ce qui se passe dans mon corps, à accompagner mon bébé vers la sortie »*.

D'autres expriment le besoin incontrôlable d'extérioriser la force engagée malgré elles, *« plus les contractions sont puissantes, plus les sons qui sortent de mon être sont intenses »* (Récit de Constance). Marie a *« la tête baissée à pousser des râles de douleur pendant un certain temps »*. La dernière phase du travail s'avère souvent un moment de bascule :

« Les yeux clos, je rentre dans un état de transe, j'ai l'impression étrange d'être plongée au plus profond de ma conscience, de passer vers quelque chose de mystique [...] Puis mes plaintes jusqu'alors timides se sont transformées en râles plus soutenus et beaucoup plus fréquents » (Récit de Oriane).

Annabelle quant à elle raconte :

« Pendant les poses je suis comme shootée, je suis dans ma bulle, mais j'ai besoin de donner la main à mon homme, de savoir qu'il est là prêt de moi, puis je respire et vocalise tout le long des contractions [...] je pousse un râle puissant, c'est presque fini. » (Récit d'Annabelle)

L'acceptation de la douleur est liée à son caractère temporaire et au sens donné à l'événement[44]. En l'occurrence, l'expulsion laisse place, avant les contractions de la délivrance du placenta, à un moment de silence du corps où l'attention de la femme est tournée vers l'enfant qui vient de naître. Diane décrit ce moment comme suit : *« Ce soulagement est proche de l'extase, la cessation de la douleur, c'est la sensation qui m'a le plus marqué ».*

Le cas des accouchements inopinés

Ce qui est intéressant à noter au premier abord lorsque l'on parle « d'accouchement inopiné », ce sont les biais concernant sa définition. Il est parfois simplement décrit comme un accouchement qui se déroule en dehors d'une structure hospitalière, ce qui a pour effet entre autres

[44] Le Breton, 2015.

l'obtention inexacte du nombre déclaré de ces situations hors normes. En effet, la grande majorité des accouchements qui se déroulent à domicile sont préparés et accompagnés par une sage-femme et loin d'être « inopiné », autrement dit « inattendu », « qui se produit alors qu'on ne s'y attendait pas[45] » comme le veut la définition exacte de ce terme, et ce sans compter les quelques accouchements non accompagnés (nommés ANA) qui ne sont pas non plus « inopinés » puisque préparés et acceptés comme tels par les femmes qui en font le choix.

Cela étant dit, les expériences d'accouchements physiologiques ne sont donc pas toujours préparées, anticipées. Il arrive en effet que le travail soit si rapide que l'enfant naisse avant l'arrivée de la parturiente à la maternité ou de la sage-femme au domicile. Dans ces cas précis, il est rarement fait mention de l'appréciation des différentes phases du travail ou de la gestion de la douleur tant l'étonnement s'impose.

Comme dans tout accouchement le risque zéro n'existe pas. D'un point de vue obstétrical, les principaux risques maternel et néonatal mis en avant dans les études concernant les accouchements inopinés sont l'hémorragie de la délivrance, avec une prévalence peu supérieure à celle d'un accouchement médicalisé et l'hypothermie du nouveau-né[46] compte tenu des conditions possibles d'accouchement non anticipé en extérieur.

---

[45] Selon la définition du *Larousse*

[46] Cf. M.-L. Nguyen, P. Lefèvre, M. Dreyfus, 2016, Conséquences maternelles et néonatales des accouchements inopinés ; M. Billon, G. Bagou, L. Gaucher, G. Comte, M. Balsan, R.-C. Rudigoz, C. Dupont,

Bien qu'on puisse entendre des professionnels expliquer que la rapidité de l'accouchement soit synonyme d'un travail physiologique et eutocique, *« il faut rappeler qu'un accouchement qui se passe très vite est un accouchement qui se passe très bien »* ; *« quand ça se passe comme ça, il n'y a rien à faire, ça se fait tout seul »*[47], c'est généralement avec « prudence » que les médias abordent ce thème, ne manquant pas de rappeler, qu'*« il suffit d'un détail pour que la belle histoire se termine en drame* [48]*»*.

C'est dans la presse féminine que l'on retrouve régulièrement des témoignages d'accouchements inopinés. Selon les périodes et les orientations du ou de la journaliste, ces articles vont tantôt souligner tout simplement la rareté d'une telle situation, étant donné que tout de nos jours est minutieusement programmé, tantôt souligner « l'héroïsme » du mari qui a « accouché sa femme » ou encore rappeler les risques d'un tel événement et les gestes à effectuer au cas où.

2016, Accouchement inopiné extrahospitalier : prise en charge et facteur de risque ; Delannoy S., 2014, Accouchement inopiné extrahospitalier : y a-t-il plus de complications maternelles et néonatales dans les vingt-quatre premières heures ? Thèse de doctorat en médecine ; M., Célerier, 2018, « Les accouchements inopinés extra-hospitaliers. Étude rétrospective unicentrique, cas-témoins au CHU de Rouen à partir de 195 dossiers », in. *Gynécologie et obstétrique* ; M., Spizzi, 2018, « Prises en charge et complications des accouchements inopinés extrahospitaliers : étude rétrospective sur 5 ans au CHU Grenoble-Alpes », in. *Gynécologie et obstétrique* ; S., Normand, 2021, « Complications maternelles de l'accouchement inopiné extra hospitalier face aux recommandations », in. *Gynécologie et obstétrique*.

[47] Emissions *La maison des maternelles* du 19 septembre 2023 et du 24 septembre 2018.

[48] Article paru dans *Ouest-France* le 5 mars 2024.

Par exemple, le magazine *Parents*, proposait en décembre 2015, un long témoignage intitulé *« À 32 ans, j'ai accouché de mon troisième enfant, debout, toute seule dans ma cuisine... Ce n'était pas prévu ! Mais ce fut le plus beau moment de ma vie ! »*

L'interviewée y explique qu'elle prévoyait, pour cette troisième naissance, de demander la péridurale. Après être réveillé par une contraction très forte, le travail s'accélère, *« deux autres contractions très fortes sont arrivées. Là, j'ai compris que j'allais accoucher »,* dit-elle. Elle ajoute,

> « Bizarrement, moi qui suis plutôt angoissée, j'étais zen ! Je sentais que j'avais quelque chose à accomplir et que je devais garder le contrôle. Je me suis levée de mon lit pour prendre mon sac, prête à partir pour la maternité. J'étais à peine arrivée dans la cuisine, qu'une nouvelle contraction m'empêchait de mettre un pied devant l'autre. J'étais agrippée à la table, ne sachant quoi faire. La Nature a décidé pour moi : je me suis sentie tout d'un coup toute mouillée, et j'ai compris que je perdais les eaux ! Dans l'instant qui a suivi, j'ai senti mon bébé qui glissait hors de moi. J'étais toujours debout, et tenais la tête de mon bébé. Puis, j'ai ressenti une envie folle de pousser : c'est ce que j'ai fait et le corps tout entier de ma petite fille est sorti ! Je l'ai prise dans mes bras et elle a pleuré très rapidement, ce qui m'a rassurée ! »

Elle conclut son récit par la réaction de son mari et son ressenti vis-à-vis de cette expérience :

« Il m'a embrassée et m'a regardée comme jamais il ne l'avait fait : « Chérie, tu es une femme exceptionnelle. Te rends-tu compte de l'exploit que tu viens d'accomplir ! » Je sentais qu'il était fier de moi, et ça m'a fait un bien fou. [...] Surtout, j'ai découvert en moi des ressources inconnues qui m'ont rendue plus forte, plus sûre de moi. Et, cerise sur le gâteau, le regard de mon mari sur moi a changé. Il ne me considère plus comme une petite femme fragile, il m'appelle "ma petite héroïne chérie" et ça nous a encore rapprochés. »

C'est sur un ton bien différent que le même magazine réitère, en juillet 2023, avec un article titré *« L'accouchement inopiné concerne environ 0,5 % des naissances en France et présente des risques de complications, à la fois pour la maman et pour le bébé ».* Ici, plus question de laisser la place uniquement à la parole de la femme. Le témoignage très succinct qui relate un accouchement rapide et sans complication, dans un taxi tout juste arrivé sur le parking de la maternité, est accompagné d'un long commentaire ponctué de recommandations « de professionnels ». Parmi elles on peut lire d'appeler le 15 *« pour qu'une équipe médicale vienne rapidement vous aider »*, tout en *« gardant en tête que les femmes savent accoucher de manière physiologique et qu'il faut laisser la nature faire »*. De même on peut lire de *« pousser en bloquant sa respiration pendant 10 secondes, tout en tirant sur les cuisses tendues à pleines mains »*.

Du côté des témoignages des femmes concernant leurs vécus, au-delà de la *« panique »* qui peut être décrite en raison de la rapidité et du manque de préparation, on peut lire ou entendre *« la sidération »* ou au contraire *« l'immense fierté »* du conjoint. Ce qui ressort également de la plupart des témoignages accessibles[49], c'est la surprenante *« facilité »* de ces accouchements, *« c'est mon corps qui a accouché »,* à propos desquels les femmes expriment une certaine fierté, *« j'ai réalisé qu'on est faite pour ça »* ; *« j'ai senti une confiance en moi, quelque chose qui me disait que ça allait bien se passer »*, et parfois le regret d'avoir dû se rendre à la maternité alors que tout s'était bien déroulé à la maison, *« Mon seul regret dans ce magnifique et douloureux moment, c'est de ne pas avoir pris le temps à la maison de rester avec bébé. De rester dans ce cocon plus longtemps, en famille ».*

[49] Cf. Emissions *La maison des maternelles* du 21 septembre 2016 ; Emission *La maison des maternelles* du 26 janvier 2024 ; Blog *« histoires d'accouchements »* de Marie-Laure Clain ; Blog *Bliss.*

CHAPITRE 4 : ENFANTEMENT ET *EMPOWERMENT*

En ce qui concerne l'expérience des parturientes, particulièrement lorsque celle-ci est choisie, un rapprochement peut être fait, non sans une certaine prudence, avec la notion d'*empowerment.* Ce concept, apparenté tour à tour à diverses notions telles que la citoyenneté, la prise de conscience, la participation, le pouvoir d'agir personnel ou collectif[50], serait apparu dans les années 1960-1970. Cependant ses origines ne semblent pas clairement définies, tantôt attribuées à des mouvements sociaux nord-américains, féministes ou afro-américains[51], tantôt au domaine de la santé[52], pour intégrer par la suite le vocabulaire des champs du travail social, de la psychologie et du développement[53].

Le choix de ce terme met l'accent ici sur les effets bénéfiques d'une participation active des parturientes lors de l'accouchement. À la manière des mouvements féministes des pays du Sud, l'*empowerment* se définit ici : « comme un pouvoir créateur qui rend apte à accomplir des choses », « un pouvoir intérieur qui renvoie à la confiance

---

[50] Deslauriers, 2007
[51] Calvès, 2009
[52] Deslauriers, 2007
[53] « Plusieurs traductions de la notion d'*empowerment* sont actuellement utilisées dans les milieux de pratique et de recherche. Chacune de ces traductions illustre généralement l'angle d'analyse retenu par ses utilisateurs. » (Le Bossé, 2003 : 9).

en soi et à la capacité de se défaire des effets de l'oppression intériorisée [54]».

En outre, la réappropriation des conditions de la naissance par les futurs parents semble en adéquation avec la démarche visant à « renforcer sa capacité à agir sur les facteurs déterminants de sa santé [55]» qui caractérise les travaux sur l'éducation thérapeutique du patient[56]. Ces travaux soulignent entre autres choses, la recherche personnelle de connaissances, la capacité à « manager son stress », l'amélioration des sentiments de « confiance en soi », « d'estime de soi », de « satisfaction », « d'auto efficacité », « de contrôle interne », « d'espoir » et « d'épanouissement » comme étant « les conséquences et donc potentiellement les indicateurs d'*empowerment* » déterminants pour l'état de santé des patients[57].

Dans le cas des accouchements à domicile, même lorsqu'il y a eu transfert, on note une satisfaction plus grande chez les femmes, mais également une réduction du nombre d'interventions médicales, un bénéfice sur la morbidité maternelle et ce pour un taux de mortalité et morbidité néonatal équivalent.

La notion d'*empowerment* entendue comme la capacité à « prendre le pouvoir sur sa vie[58] » est perçue par certaines sages-femmes et par les femmes qui s'affirment dans le

---

[54] Calvès, 2009 : 739
[55] Dumont, Aujoulat, 2002 : 3
[56] *op. cit* : 4
[57] *op. cit* : 11
[58] Cf. Introduction de la table ronde du Calm par Marianne Niosi, « Compte-rendu des débats. Table ronde organisée par le Calm le 21 mai 2014. »

choix d'un accouchement physiologique, comme un processus dont l'accouchement serait une des voies possibles. Cette revendication ne semble pas admise ou comprise par une partie du monde médical. En effet, alors même que les patientes attendent des sages-femmes pratiquant l'accompagnement global le soutien nécessaire au dépassement de la douleur afin de vivre au travers de la naissance une expérience unique, une des craintes exprimées au sujet de la gestion des maisons de naissance, est que les sages-femmes n'encouragent pas leurs patientes à prendre la péridurale : « Les patientes suivies en maison de naissance peuvent à tout moment demander une péridurale. Soit. Mais croyez-vous que les sages-femmes, qui auront le sentiment de remporter une victoire avec cette expérimentation pousseront dans ce sens[59] ? »

Il y a bien là un non-sens lorsque l'on sait qu'une partie des futures patientes des maisons de naissance a opté jusqu'à aujourd'hui pour l'accouchement à domicile en partie pour échapper à la tentation ou l'incitation par les professionnels de prendre la péridurale.

Garder le contrôle

Bien que la naissance d'un enfant soit une expérience majeure dans la vie de toutes les mères, la vision de celles-ci, les attentes quant à son déroulement, à la valeur symbolique qu'elles souhaitent lui apporter peuvent être différentes.

---

[59] Cf. Propos du Dr. Marty, président du SYNGOF, dans le *Quotidien du médecin*, le 24 septembre 2014.

Véronique, qui avait une cinquantaine d'années lors de notre entretien, considère par exemple que la prise en charge hospitalière *« dépossède »* les femmes de leur accouchement, *« il y a des femmes qui se mettent entre les mains des médecins et elles disent du reste et les médecins disent : "On va l'accoucher" ».* Pour elle, le choix de l'accompagnement global est une façon de se *« redonner la possibilité d'être actrice de son accouchement ».* (Entretien avec Véronique, 50 ans, mère de deux enfants.)

Pour Dominique les demandes des femmes, au travers de leur projet de naissance à domicile, reflètent des peurs générées par l'environnement hospitalier ou par des témoignages de femmes ayant eu des accouchements très médicalisés, *« pour quelqu'un qui se porte bien, aller dans une structure où y'a beaucoup de pathologies, ça peut foutre la trouille, elles se disent : "Oh là là, ça va mal se finir tu vas voir, je vais avoir une césarienne, je vais avoir ci, je vais avoir ça." »* (Entretien avec Dominique, sage-femme libérale.)

Ces craintes des effets iatrogènes dues au non-respect de la physiologie sont loin d'être injustifiées. Nombreuses sont les femmes comme Nour à avoir identifié les complications rencontrées lors de leurs accouchements précédents à des manquements dans leur prise en charge et non à des dystocies inévitables, *« contrairement à mes trois précédents accouchements, pas de déchirure, pas d'épisio et pourtant elle est née avec un poids supérieur à celui de ses frères, 4.320 kg. Avec un accouchement classique sur le dos, elle serait probablement restée coincée »* (Récit de Nour).

Nadia quant à elle, en dernière année d'école de sage-femme et en désaccord avec les pratiques hospitalières, ne s'imagine pas accoucher en structure. Connaissant *« le système de l'intérieur »*, elle redoute la perte d'autonomie induite par la prise en charge médicalisée, *« je vais me retrouver avec une équipe, certainement très compétente, mais qui ne fera pas les choses comme je le veux, au moment où j'en ai besoin »* (Entretien avec Anne, sage-femme libérale et Nadia, étudiante sage-femme). Karine quant à elle a accouché dans une petite maternité où elle travaillait au début de sa carrière, mais affirme de la même façon, que, connaissant le fonctionnement des grandes maternités, elle se refuserait d'y aller pour un accouchement.

> « En voyant comment c'est un CHU maintenant, je me dis que jamais je ne pourrais accoucher là-dedans ! [...] Jamais, ce n'est pas possible. Je suis, mais, terrorisée, je ne mets plus les pieds en salle de naissance. Je m'arrange pour ne pas faire de tutorat ou de chose comme ça en salle de naissance. Je ne peux pas supporter cette vision extrêmement violente de l'accouchement. Le moindre truc de base n'est pas respecté et quand tu demandes : "pourquoi vous avez rompu la poche des eaux là ?" et bien ils te disent : "Ben on avait besoin de la place." » (Entretien avec Karine, sage-femme enseignante.)

Véronique anime des rencontres de parents, autour notamment du portage et du massage du nouveau-né. Elle échange parfois avec les couples sur les conditions de la naissance et pour elle, la question n'est pas tant dans l'acceptation ou le rejet de la prise en charge médicalisée, mais bien dans la maîtrise de son propre vécu par chaque femme, quels que soient ses choix. *« Il y a des femmes, elles ont besoin de cette sécurité et l'hôpital c'est très bien aujourd'hui, ça s'améliore, mais ce qui est important c'est que les femmes aient conscience que l'accouchement leur appartient et beaucoup ne savent pas qu'elles ont le choix, qu'il existe d'autres possibilités. »*, (Entretien avec Véronique, 50 ans, mère de deux enfants.)

L'appréhension de l'hôpital, n'est pas toujours liée à la peur de la médicalisation, mais davantage à des ressentiments face aux institutions dans leur ensemble. La crainte, justifiée ou non par l'expérience, d'être observée, jugée, critiquée voire de subir des pressions se retrouve tant sur le sujet de l'accouchement en structure que sur une vision d'ensemble des services publics de prise en charge ou d'aide sociale.

L'image négative de la PMI présente dans divers entretiens en est un exemple. Julie m'explique son refus de la visite postnatale par la PMI, par peur de se voir imposer un discours ou des conseils contradictoires avec sa façon de penser les soins à apporter à son nouveau-né. Pour elle, accepter ce type de suivi est synonyme d'assistanat et selon les termes qu'elle emploie pour décrire l'offre proposée : *« Si vous les faites venir à la maison, ils ne vous lâcheront plus. Ils s'introduisent et après ils vous font des remarques sur tout »* (Entretien avec Julie, 34 ans, mère d'un enfant). Ce qui s'inscrit clairement dans un registre de pression et non de proposition.

Dans le cas de Géraldine, la méfiance envers les services sociaux est née suite à une enquête sociale non justifiée et subie, selon ses observations, en raison d'une apparence physique et vestimentaire marginale, *« Parce que clairement ils nous ont pris pour des cas soc' quoi. »* (Entretien avec Géraldine, 35 ans, mère de quatre enfants). Géraldine, après m'avoir fait part de ses expériences douloureuses d'accouchements en structure, m'explique comment elle a vécu l'intervention de la PMI pour la naissance de ses deux premiers enfants.

> « L'hôpital avait dit en plus qu'on était vraiment fragiles donc nous on avait des visites deux fois par semaine pour le peser et pour nous expliquer comment on était de mauvais parents. Et tant qu'il y a eu cette femme qui venait finalement je n'avais pas l'impression de réussir à créer un lien avec mon bébé, ils te coupent de ton instinct et une fois qu'elle est partie, ben tu pleures. » (Entretien avec Géraldine, 35 ans, mère de quatre enfants.)

Pour ses premiers enfants, Géraldine reconnaît avoir accepté les visites de la PMI par crainte et non par choix. En effet, pensant que ces visites étaient obligatoires, elle redoutait les conséquences d'un refus, *« je pensais que si tu n'acceptes pas tu peux avoir une enquête, qu'on me prenne mes bébés y'avait pas moyens donc j'ai choisi la carte de la docilité »* (Entretien avec Géraldine, 35 ans, mère de quatre enfants). Ce n'est qu'avec du recul et en affinant son esprit critique sur ce qu'elle a vécu, que Géraldine s'est affirmée dans son positionnement de méfiance face au système de soins tel qu'il lui a été proposé.

Au regard des différents témoignages, on est en droit de se demander, d'une part de quelle façon est présentée l'offre de soins pour générer de telles craintes chez une mère de famille, d'autre part ce qui peut bien rester des conseils des professionnels de santé, malgré tout sûrement bienveillants, travaillant dans un climat de défiance et de rapports de force.

Vivre une expérience valorisante et constructive

De par leur savoir-faire, les sages-femmes qui ont à cœur de respecter le rythme physiologique de la naissance offrent aux femmes qu'elles accompagnent la possibilité de vivre une expérience unique et extrêmement enrichissante. Dominique témoigne de sa première expérience en tant que jeune sage-femme aux côtés d'une collègue praticienne libérale en ces termes :

> « Elle me regardait dans les yeux et elle soufflait, elle soufflait, et puis un moment elle a eu envie de pousser et je voyais que le petit arrivait. Alors Sophie vient pour accueillir l'enfant et la dame a poussé, toute seule. Et quand l'enfant est né, il faisait quatre kilos, et j'ai dit à Sophie, "mais t'as rien fait ! " Et elle me dit, "ben oui, oui, c'est ça le boulot de sage-femme… C'est conforter la femme dans ses compétences". » (Entretien avec Dominique, sage-femme libérale.)

La confiance en ses propres capacités à mettre son enfant au monde s'inscrit comme un bagage certain pour l'avenir. Les sages-femmes qui travaillent ainsi ne sont pour ainsi dire jamais confrontées, chez leurs patientes, à des difficultés majeures en ce qui concerne l'allaitement ou à des dépressions post-partum. Pour Dominique, répondre aux demandes des femmes qui souhaitent vivre leur accouchement au plus près de la physiologie, renforce ses convictions professionnelles et lui donne l'énergie nécessaire pour faire face aux pressions et difficultés inhérentes à la pratique de l'accompagnement global aujourd'hui en France[60].

« J'ai eu un accouchement hier, quatre kilos quatre-vingts, sur un premier, à la maison, sans péridurale […] Y'a eu un moment de doute sur la fin, je lui ai dit, "tu vois, je te l'avais dit que tu allais y arriver à ce moment de doute" […] et elle l'a sorti toute seule, elle l'a accompagné comme un chef son bébé […] Un périnée nickel. Je lui disais, garde le un petit peu là, parce qu'il est en train de s'imprimer dans ton périnée, le bébé est monté, monté, et un moment donné elle m'a dit "je peux plus, ça pousse" et je lui dis, laisse-le venir, il vient là, super… Et hop, il est sorti… Mon Dieu, moi ça me fait vivre. C'est une question de tempérament, c'est mon moteur moi, ça me booste à chaque fois. » (Entretien avec Dominique, sage-femme libérale.)

Anne souhaite avant tout conforter ses patientes dans leurs capacités, faire de leur accouchement une expérience valorisante. *« C'est prouver au monde que tu es capable et tu grandis aussi. Quand on vous donne l'énergie, c'est la*

[60] Thomas, 2022

clé, "elle m'a dit que j'étais capable, donc je suis capable et je vais le prouver ". » (Entretien avec Anne, sage-femme libérale.)

Béatrice, sage-femme libérale, me rapporte les propos, fort semblables, d'une de ses patientes ayant accouché sans médicalisation pour la première fois, *« Elle m'a dit, c'est la première fois que je suis fière de moi, d'avoir réalisé quelque chose par moi-même. »* (Extrait carnet de terrain.)

Faire confiance au corps de la femme pour mettre au monde son enfant est une expérience valorisante et constructive autant pour la femme, qui va s'ouvrir à ses capacités souvent insoupçonnées ou inexpérimentées, que pour la sage-femme qui va confirmer ses connaissances et renforcer son savoir-faire dans l'observation et l'accompagnement de la physiologie.

> « Elle m'a prouvé, elle m'a montré qu'elle n'avait pas besoin de moi d'abord et qu'elle était capable d'aller jusqu'au bout, avec ses convictions. Elle m'a appelée, elle était à dilatation complète. Je suis arrivée, je voyais la tête à la vulve. Et elle m'a interdit de la toucher. Je suis arrivée, "Touche pas, touche pas, touche pas !"… Je ne te touche pas, je te laisse faire, t'as assumé jusqu'ici, tu fais… Et elle a fait naître son fils comme ça. J'ai dit merde ! [Rires.] J'aurais pas cru… […] Elle était accroupie comme ça, sur son canapé et son mari qui lui massait le dos, il la massait tellement qu'elle sentait plus son dos et tu vois, il avait tout gagné en fait… Elle disant, "Mon dos est en feu", c'est tout ce qu'elle voyait et finalement le gamin, il faisait son chemin. Et oh, quand elle l'a fait naître, oh… J'ai dit,

chapeau ! Vraiment c'était beau, beau, beau… » (Entretien avec Dominique, sage-femme libérale.)

De par leurs expériences, les sages-femmes constatent que le vécu de l'accouchement, quel qu'il soit, va de pair avec la confiance en soi et l'établissement du lien mère-enfant. Le sentiment de réussite dans son projet personnel initial, médicalisé ou non est le fruit d'une bonne préparation en amont et d'une écoute attentive des besoins de la parturiente le jour de l'accouchement. *« Ça leur donne de la force quand elles ont le sentiment d'avoir atteint un objectif, que ça soit d'accoucher avec ou sans péri »* (Entretien avec Élisa, sage-femme libérale).

Pour Dominique, le taux de péridurale, particulièrement élevé en France, illustre toutefois un manque de confiance en leurs capacités de la part des femmes.

« Je suis en admiration devant les compétences des femmes. Ce qui me débecte en fait, c'est qu'elles n'ont pas la conscience de cette compétence et donc elles se laissent démobiliser. On va au plus simple… C'est vrai, pourquoi avoir mal quand on peut ne pas avoir mal ? Eh bien si, c'est intéressant d'avoir mal si c'est pour guider l'enfant, si c'est pour l'amener à la vulve ! Ça, c'est important. » (Entretien avec Dominique, sage-femme libérale.)

Pour Josiane, l'admiration exprimée par certaines patientes envers leur sage-femme, notamment dans le cadre d'un accompagnement global, est en quelque sorte un transfert inconscient de leurs propres capacités à enfanter : *« La sage-femme laisse passer la force. Quand ça se passe bien, la mère projette quelque chose de sa force à elle vers la sage-femme. Une femme en travail c'est quelque chose d'absolument incroyable. [...] ce sont des passeuses les sages-femmes, on permet. »* (Entretien avec Josiane, sage-femme-cadre à la retraite.)

L'intellectualisation propre aux « femmes d'aujourd'hui » est mise en cause dans la dévaluation des capacités physiques, voire instinctives, à accoucher de façon physiologique.

> « On rend cérébral quelque chose qui est viscéral. [...] c'est devenu un choix d'accoucher simplement ! Tout simplement, sans anesthésie, sans truc, sans machin... [...] Beaucoup intellectualisent, est-ce que j'ai fait le bon choix ? Est-ce que je ne suis pas maso, est-ce que je n'aurais pas dû prendre la péridurale ? Et hop ça y'est ! Et donc elles quantifient énormément leur douleur. [...] Et en début de travail c'est pareil, elles sont à analyser, tous les combien ? Et c'est quoi le niveau, et si... [...] Il y a trente ans, au début de nos études encore, on avait beaucoup de femmes qu'on accueillait en salle de naissance, elles n'étaient pas dans l'idée d'une péridurale, donc elles savaient qu'elles allaient accoucher. » (Entretien avec Anne, sage-femme libérale et Nadia, étudiante sage-femme.)

Les femmes qui mettent un point d'honneur à vivre pleinement la naissance de leur enfant, avec le moins possible d'interférences médicales, ont un discours en général très positif sur cet événement. La douleur paradoxalement, semble être plus relativisée par les femmes qui font le choix d'accoucher sans analgésiques. *« La plupart des gens m'ont dit : " bon courage pour le jour J" et elle, c'était plutôt : " profite", "éclate-toi" presque. Et maintenant que j'ai eu un accouchement facile, je comprends ce qu'elle voulait dire. »* (Entretien avec Mélanie, 36 ans, mère de deux enfants.)

La discrétion d'une sage-femme non interventionniste facilite ce vécu positif de l'accouchement comme un moment de réussite personnelle, en toute autonomie. Cette attitude professionnelle accentue pour les parturientes la valorisation de leurs propres capacités.

Isabelle dit avoir apprécié ce sentiment d'être comme « seuls » avec son mari pour mettre leur enfant au monde, *« elles étaient vraiment en retrait, j'avais vraiment l'impression d'être toute seule avec mon mari. Cette sensation d'accoucher toute seule, d'être vraiment maître de moi. [...] Elles étaient là pour surveiller le bon déroulement, mais c'est tout, y'avait pas d'intrusion »* (Entretien avec Isabelle, 30 ans, mère de trois enfants). Mélanie a également apprécié la discrétion et le respect de ce moment intime :

« D'un seul coup le bébé est là et tu te rends compte que oui, elle était là et tout de suite, elle s'efface, elle est là pour les deux premières minutes, pour me le mettre dessus, elle l'essuie et puis hop, on est à nouveau en couple avec notre bébé. [...] Et c'est vrai que c'est magique, elle a fait tout d'une façon tellement discrète que j'avais l'impression qu'elle était absente. » (Entretien avec Mélanie, 36 ans, mère de deux enfants.)

La totalité des récits de naissance se conclut sur la fierté d'avoir traversé cette épreuve, *« Quel bonheur ! On a réussi - je suis tellement fière de nous ! »* (Récit d'Annabelle), *« Waouh ! je l'ai fait, j'ai donné la vie dans mon salon, devant un feu de cheminée, dans l'intimité, sans analgésie. C'est tellement naturel pourtant ça me paraît extraordinaire, je me sens fière et forte »* (Récit de Sarah) et ce parfois malgré les appréhensions dues à une expérience précédente difficile comme pour Pascaline qui écrit : *« Je ris, je pleure, je suis abasourdie, on l'a fait, c'est incroyable. Je regarde ma sage-femme et la remercie du fond du cœur de sa confiance et lui dit "tu vois, pas besoin de forceps !" »* (Récit de Pascaline).

Diane, qui a vécu un accouchement physiologique par le siège exprime aussi sa fierté d'avoir été au bout de ses convictions :

« Elle m'a dit qu'elle avait vécu cet accouchement comme une très grande expérience pour elle. Et d'ailleurs, toutes les sages-femmes et autres personnes qui sont passées me voir dans ma chambre la nuit et le matin, m'ont félicité pour cet accouchement voie basse, en siège et ultra rapide pour un premier ! Je crois que mon nom a fait le tour du service ! » (Récit de Diane)

Les femmes expriment dans leurs écrits leur satisfaction d'avoir vécu cette expérience de l'enfantement pleinement, *« C'était doux, puissant, intense et très tendre »* (Récit de

Élise), *« Tellement de bonheur et de fierté m'envahissent, mais je ne réalise pas encore. »* (Récit de fanny), *« J'ai une immense gratitude pour l'univers de m'avoir permis cet accouchement en puissance, de m'avoir permis de vivre l'accouchement de mes rêves et de me permettre de recevoir autant d'amour. »* (Récit d'Oriane) et d'avoir offert à leur enfant une naissance sereine et respectueuse, *« Je souhaite à toutes les mamans et tous les bébés du monde de vivre un accouchement aussi intime et beau que le nôtre »* (Récit de Marie), *« Je me sens tellement reconnaissante d'avoir pu vivre cette belle aventure avec mon enfant. »* (Récit de Nour).

Une naissance réparatrice après un passé douloureux

S'ajoutant aux témoignages entre pairs, la relation singulière des femmes avec leur mère et l'histoire de leur naissance et petite enfance influe sur la vision globale qu'elles ont de l'accueil du nouveau-né et a fortiori des choix qu'elles feront concernant leur propre descendance.

En ce sens Mélanie se réfère à sa propre venue au monde pour expliquer ses appréhensions, *« Je sais que ma naissance a été un peu difficile. C'est un peu pour ça aussi je pense que je ne voulais pas retourner à l'hôpital enfin y aller pour mes accouchements à moi. »* (Entretien avec Mélanie, 36 ans, mère de deux enfants). Pour sa naissance, le médecin préconisa un déclenchement en raison de la présence de méconium dans le liquide amniotique, une péridurale fut alors posée, mais le travail avançait bien, *« Et moi je me suis souvent dit, ce sont les médecins qui l'ont stressée, qui ont précipité le truc et s'ils avaient laissé les choses se faire, elle aurait pu pousser naturellement et ils n'auraient pas été obligés d'utiliser les forceps. »* (Entretien avec Mélanie, 36 ans, mère de deux enfants).

Dans le cas de Mélanie, c'est l'aspect très interventionniste des équipes hospitalières qui fonde son appréhension d'un accouchement à l'hôpital ainsi qu'un désir de *« réparer quelque chose »* par rapport à sa propre naissance : *« Ma mère m'a dit : "t'as quand même réussi à réparer quelque chose. À l'hôpital, c'est sûr qu'ils auraient sans doute précipité les choses, t'aurais sûrement eu au moins une épisio, voire les forceps, tandis que là, t'as réussi à éviter tout ça. »* (Entretien avec Mélanie, 36 ans, mère de deux enfants.)

De la même façon, la peur que formule Rita par l'expression, « un mauvais souvenir », au sujet de l'épisiotomie, est fondée sur une identification à l'expérience de sa propre mère. *« Je ne voulais certainement pas d'épisio à cause d'un mauvais souvenir en fait, ma mère quand elle m'a accouchée, ils lui ont fait une épisio, comme un bourrin, jusqu'à l'anus et encore maintenant elle a des douleurs. »* (Entretien avec Rita, 25 ans, mère de deux enfants.)

Dans le témoignage de Zelana, est également présente l'idée de rétablir des éléments douloureux de la vie familiale, de ne pas revivre les événements à la manière de sa propre mère. Elle dit avoir ressenti le besoin d'exprimer les craintes *« de petite fille »* qu'elle a eues lorsque sa mère était enceinte, pour appréhender au mieux l'arrivée de son deuxième enfant.

« Au niveau émotionnel c'était très dur parce que j'ai des blessures de petite fille qui sont revenues pendant la deuxième grossesse, de ce que j'ai vécu lorsque ma mère attendait son deuxième enfant et j'avais très peur que mon fils aîné revive ce que moi j'ai vécu petite fille. J'ai fait un blocage et il a fallu que je travaille dessus. Par contre, une fois que c'était passé, pour l'accouchement ça a été juste génial. » (Entretien Zelana, 29 ans, mère de deux enfants.)

Lorsqu'elles décrivent la population qui les sollicite pour la salle nature, donc a priori pour un accouchement physiologique, Yveline et Alexandra, respectivement gynécologue obstétricienne et cadre sage-femme, signalent la proportion de multipares qui souhaitent vivre cette expérience autrement.

« Les femmes qui ont été déçues d'une hypermédicalisation, souvent dans les grands centres, où on les a déclenchées, il fallait qu'elles accouchent avant 20 heures ou il fallait qu'elles se mettent comme ça, où on leur dit : "Restez bien comme ça, mettez vos jambes là." Alors elles ont envie de vivre leur accouchement autrement. » (Entretien avec Yveline, gynécologue-obstétricienne-chef de service et Alexandra, cadre sage-femme.)

Toutes les sages-femmes libérales rencontrées ont été les confidentes d'accouchements difficiles. Celles qui proposent l'accompagnement global répondent bien souvent aux demandes des femmes qui ne souhaitent pas revivre une expérience douloureuse.

« J'en ai beaucoup qui viennent me voir après un accouchement, sur un premier, à la maternité, elles se sont senties complètement dépossédées. Elles me disent : "Mais j'ai pas eu l'impression d'accoucher", "Le bébé est sorti et je l'ai pas senti", "Je l'ai à peine vu", "C'était très rapide, je savais même pas où était mon mari", "Y'avait du monde partout…" Voilà… C'est ça. Et elles disent : "Moi, j'ai envie de vivre autre chose". Donc c'est à ça que je réponds. » (Entretien avec Dominique, sage-femme libérale.)

De par leurs longues années d'expérience, nombreuses sont les sages-femmes libérales praticiennes à avoir conscience que « la grossesse et la maternité peuvent [donc] offrir une occasion unique de guérir de certains traumatismes [61]»

[61] Gagnon, 2023: 89

CHAPITRE 5 : UNE EXPÉRIENCE FÉMININE ET TRANSGÉNÉRATIONNELLE

Renouer les liens

Les mères interrogées sur leur choix d'un accouchement à domicile ont à cœur d'intégrer l'événement dans son cadre familial. Dans le cas d'Isabelle, la particularité de la situation a généré une solidarité de la part des membres de sa famille, très présents les jours suivant la naissance pour s'occuper des aînés et de la maison, *« Ils nous ont aidés et en même temps ils ont profité de moment avec leur petite fille. »* (Entretien avec Isabelle, 30 ans, mère de trois enfants.)

Zelana, originaire de l'île Maurice, souhaitait, par son accouchement, renouer avec un savoir empirique des générations passées. *« Pour ma part c'est comme ça que les femmes accouchent depuis très longtemps chez moi et j'avais besoin de me reconnecter à ça. »* (Entretien avec Zelana, 29 ans, mère de deux enfants.) Sa propre mère a accouché en maternité en France pour ses quatre enfants. Elle a transmis, semble-t-il, à sa fille, par son vécu d'accouchements par voie basse et sans complications, une image sereine de la naissance, *« Ma mère elle a eu quatre enfants sans péridurale, elle ne m'a jamais parlé de manière négative de ses accouchements et donc ça aussi, ça joue... »* (Entretien avec Zelana, 29 ans, mère de deux enfants.)

Initier

Lors des entretiens avec les mères, le terme « initié » est utilisé à plusieurs reprises et illustre d'une certaine façon, le désir, souvent présent dans les entretiens avec des mères ayant accouché accompagnées par des sages-femmes libérales soucieuses de préserver l'autonomie des femmes dans la gestion du travail de l'accouchement, de transmettre un savoir, fruit d'une expérience positive. *« Ma sœur elle a accouché de ses trois enfants avec Françoise. C'est elle qui m'a initiée et j'ai initié deux copines. »* (Entretien avec Rita, 25 ans, mère de deux enfants.), *« Je ne sais pas, mais j'ai l'impression que toutes, une fois qu'on a vécu ça, on a envie d'initier les autres, de leur dire il existe autre chose, que c'est possible autrement. »* (Entretien avec Mélanie, 36 ans, mère de deux enfants.) Isabelle partage la même pensée, *« Les naissances comme ça, ça donne envie d'accompagner d'autres femmes. »* (Entretien avec Isabelle, 30 ans, mère de trois enfants.)

Rita évoque également sa mère, au départ un peu inquiète face au choix de sa fille pour un accouchement à domicile, à présent *« convaincue »*, *« Elle est totalement convaincue maintenant, totalement. Et puis elle en parle autour d'elle hein, elle prêche. [Rires.] »* (Entretien avec Rita, 25 ans, mère de deux enfants.). Pour elle, le simple fait d'évoquer ses accouchements éveille la curiosité et parfois un intérêt prononcé pour une autre forme d'accompagnement. *« Si tu commences à dire que tu as accouché de façon naturelle avec une sage-femme indépendante, alors là, tout de suite, ça interroge et elles veulent en savoir plus. […] j'ai des amies qui ont accouché avec Anne après et qui sont ravies. »* (Entretien avec Rita, 25 ans, mère de deux enfants.)

Les sages-femmes témoignent également de cette transmission, « du bouche-à-oreille » qui accroît de façon significative leur patientèle, *« Ça va très vite entre les femmes. J'ai beaucoup de femmes qui me disent, "Je vous appelle de la part de ", "Je suis une amie de ". »* (Entretien avec Valérie, sage-femme libérale.)

Mes premiers contacts auprès des femmes ayant accouché à leur domicile m'ont très vite ouvert à tout un réseau de femmes, une première me donnant quelques contacts d'amies ayant accouché chez elle, souvent avec la même sage-femme et ainsi de suite. Les propos d'Anne confirment aussi ce constat, *« On a surtout des femmes qui témoignent qu'elles viennent par le bouche-à-oreille, parce que la collègue a témoigné de son accouchement d'une simplicité déconcertante. [...] Donc ça les a tentées. »* (Entretien avec Anne, sage-femme libérale.)

Ce réseau de femmes entourant les sages-femmes libérales, constitué au départ entre proches, en raison de relations professionnelles ou de liens d'amitié, peut se voir élargi par l'abondance des modes de communication actuels, tels que les réseaux sociaux et les forums présents sur Internet. Pauline, sage-femme libérale témoigne : *« y'a de plus en plus de femmes qui demandent autre chose, parce qu'il y a quand même un réseau de communication, d'Internet, d'infos... Et puis on a été dans un tel excès qu'il y a quand même plein de femmes qui ont peur. »* (Entretien avec Pauline, sage-femme libérale.)

Entre les générations, mais également entre pairs, la maternité relie les femmes. Rira raconte, *« On est très proches [...] Les trois, quatre femmes de la famille. Et c'est vrai que quand on est ensemble on parle des naissances, on compare avec maman, avec mamie. »* (Entretien avec Rita, 25 ans, mère de deux enfants). La fille devient mère et change de statut aux yeux de la sienne. Entre amies, entre mères, les enfants et leurs naissances sont souvent au centre des discussions, des échanges de conseils, d'expériences.

Transmettre

La question de la transmission intergénérationnelle se pose également à l'avenir. Face à la diminution du nombre de praticiennes assurant le suivi global, les femmes s'inquiètent pour les générations futures. Rita aimerait que ses petits-enfants aient une belle naissance, *« quand je leur raconterai à mes enfants, je veux qu'ils sachent que c'est possible d'avoir un bel accouchement, enfin pour ma fille ou ma belle-fille. »* (Entretien avec Rita, 25 ans, mère de deux enfants). Sidonie s'exprime sur son désir de voir se rompre une transmission intergénérationnelle traumatique de l'accouchement, *« pour la transmission, ma mère elle a été dans des schémas compliqués, moi, j'ai été dans des schémas compliqués, donc quand t'as deux filles, tu te poses la question et tu te dis, attends, il faut casser le truc à un moment. »* (Entretien avec Sidonie, 29 ans, mère de deux enfants.)

Plusieurs mamans ont également fait part de la réaction positive de leur grand-mère, suite à l'annonce d'une naissance à domicile, avec qui elles se sont senties par-là, plus proches.

« Ma grand-mère paternelle […] Je lui ai expliqué que je voulais accoucher à la maison… “Ah oui, ah ben comme moi pour la naissance de ton père, j'ai accouché à la maison.” […] parce que ça ne lui avait pas plu en centre hospitalier pour les deux premiers et elle voulait absolument accoucher à la maison avec une sage-femme. » (Entretien avec Rita, 25 ans, mère de deux enfants.)

Isabelle différencie ses deux aïeules par leur conditionnement plus ou moins marqué au discours actuel sur le risque. Elle évoque sa grand-mère maternelle en ces termes : *« elle a neuf frères et sœurs et elle m'a dit " tu sais à mon époque on naissait à la maison et puis ça se passait bien." Donc elle, elle ne voyait pas pourquoi y'aurait un problème. »*. Puis ajoute que son *« autre grand-mère qui regarde beaucoup la télévision »* lui a fait part de sa surprise à l'annonce de la naissance à domicile de son arrière-petite-fille, *« quand même s'il y avait eu quelque chose... ce n'est pas très prudent »* (Entretien avec Isabelle, 30 ans, mère de trois enfants).

Quant à Véronique, elle se trouvait, au moment de la naissance de ses enfants, en opposition dans ses choix avec sa mère. En revanche, le lien avec sa grand-mère lui semblait plus évident de par son vécu et sa manière de concevoir le maternage. Elle évoque aussi l'évolution de sa relation avec sa mère du fait de son changement de statut, de fille à mère, puis de mère à grand-mère. Avec le temps la vision de sa mère envers son choix pour une naissance à la maison et un maternage de proximité, s'est selon elle adoucie.

« C'est ça la transmission aussi, quand on devient mère, instinctivement on se rapproche de nos propres mères. Même si on ne cherche pas des renseignements, elle te glisse des trucs. Bon, on en prend, on n'en laisse, mais y'a un partage. Et elles parlent de leurs grossesses à ce moment-là. Et elles nous parlent de nous aussi, c'est ça qui est intéressant. [...] Après, ma deuxième grossesse, ma mère savait que j'accoucherais différemment, que j'allaiterais différemment. Et maintenant elle a un regard qui est différent, plus distant, dans le respect, moins dans le jugement. Ma fille elle allaite, ben elle est ravie, elle trouve ça génial, elle serait presque à la limite dans le regret. [...] Et elle me dit "On n'avait pas la même conscience que vous avez-vous aujourd'hui. » (Entretien avec Véronique, 50 ans, mère de trois enfants.)

Elle souligne également l'importance pour elle, de la présence d'autres mères lors de la naissance de ses enfants, *« Moi, mes accouchements, je les ai faits avec des amies femmes. Je trouve qu'on a vraiment besoin de, de sentir ce lien, de femmes entre femmes, de mères entre mères, qui est vraiment tout puissant [...] C'est quelque chose de féminin, de profondément féminin l'accouchement. »* (Entretien avec Véronique, 50 ans, mère de deux enfants.)

Au-delà de « l'art de l'accouchement », la profession de sage-femme porte en elle la valeur symbolique de la naissance. Être la « passeuse de vie », la garante d'une expérience essentiellement féminine, représente pour Josiane un des fondements de sa profession, *« Ça me fait penser aussi penser à ces fameuses toiles de Léonard de Vinci ou on voit la vierge et sa mère, y'a une femme qui enveloppe une autre femme avec les enfants devant, c'est-à-dire c'est un emboîtement de femmes, c'est les poupées russes. »* (Entretien avec Josiane, sage-femme-cadre à la retraite.)

CONCLUSION

Standardisation et conceptions de l'accouchement

Aujourd'hui, les femmes qui accouchent « par elles-mêmes » sont minoritaires en France. Pourtant partout l'on peut lire que 80% des grossesses sont physiologiques. Alors que se passe-t-il au moment de l'accouchement pour que cette donnée s'inverse radicalement ? La moyenne des césariennes stagne autour des 20%. Sur les 80% de naissances restantes, près de 90% se déroulent sous assistance médicale. La médicalisation a totalement investi le champ de l'obstétrique[62].

Pourtant, l'amélioration des conditions de vie et la maîtrise croissante de la fécondité ont également largement participé au recul de la mortalité maternelle et infantile. Les connaissances scientifiques en matière de procréation, en étant survalorisées, nous ont amenés au déni des savoirs féminins ancestraux, empiriques et intimes. Un des impacts de l'hospitalisation massive des accouchements a été l'imposition en matière de périnatalité, d'un discours unique, celui du corps médical, au détriment des transmissions familiales intergénérationnelles. Cette rupture de la communication entre les femmes, entre les mères et les filles, n'a fait qu'accentuer la solitude des jeunes mères. L'isolement est en effet une des conséquences de l'évolution de nos sociétés, bien connue des professionnels de la santé et des travailleurs sociaux, et responsable de l'augmentation des difficultés

[62] Thomas C., 2017

psychosociales telles que les baby-blues, les dépressions post-partum et les difficultés relationnelles mère-enfant.

Les travaux sur l'évolution des conditions d'accouchement ont dans un premier temps interprété l'attirance des parturientes pour l'hospitalisation comme une réponse à leur isolement nouveau dû aux changements de modes de vie et à l'éloignement géographique des familles plus fréquent, à la privation du soutien d'une femme expérimentée lors de la mise au monde et de l'environnement familial lors des suites de couches. Les études sociohistoriques récentes sur la profession de sage-femme relativisent ce point de vue en mettant en lumière les stratégies sous-jacentes d'évincement des sages-femmes libérales praticiennes dans leur pratique de l'accompagnement global au profit de l'institutionnalisation de la prise en charge de la parturition[63]. Ces transformations progressives majeures de la profession de sage-femme ont participé à l'acculturation au discours médical[64] ainsi que « l'hypertrophie de la technique qui est entre autres résultante de la rationalisation croissante des sociétés modernes [qui] tend à donner une image uniforme du comportement des femmes donnant naissance à un enfant »[65].

Une autre conséquence du discours médical, alliée au développement des nouvelles techniques d'information et de communication, est la vulgarisation du discours scientifique. Plus accessibles qu'autrefois, les

---

[63] Thomas C., 2022

[64] Loux, 1983.

[65] Saillant, O'Neill, 1987 : 29

connaissances médicales et techniques deviennent un centre d'intérêt à part entière des futures mères. Le risque étant pour les professionnels, un questionnement grandissant des patientes quant à la prise en charge médicalisée qui leur est proposée.

Les choix des femmes concernant le suivi de la grossesse, les conditions d'accouchement ainsi que les modes de maternage varient en fonction de la médiatisation du discours médical, via la presse féminine, la littérature scientifique, les ouvrages et les sites Internet destinés aux futures mères. « Les médias ont acquis une influence considérable. Les gens sont submergés d'infos. [...] Ce qui a transformé la demande en exigence, et qui rend difficile le décryptage du désir réel et personnel[66]». La médicalisation, synonyme de progrès, se veut et a fortiori se doit, d'être accessible à tous. Le souhait de bénéficier de tous ses avantages se mêle alors au désir profond de vivre l'événement de la naissance de façon singulière, simple et intime.

De plus les moments de la grossesse et de l'accouchement engendrent pour les femmes des bouleversements hormonaux et psychiques ouvrant des portes de la psyché profonde. Le rapport au corps est modifié par les changements physiques et émotionnels. La biomédecine ignore bien souvent la demande profonde des malades de prendre en charge « l'unité du corps » ressentie, en proposant une prise en charge de la maladie qui

[66] Knibiehler, 2007 : 127

fragmente le corps[67]. Ce besoin de considération de la personne dans son intégralité est d'autant plus fort pour ce qui est de la prise en charge de l'accouchement, qu'en plus de ne pas être considéré par les femmes comme une maladie, il s'agit pour elles d'un moment particulier de leur existence qui concerne au-delà d'elles-mêmes et de leur propre corps, celui de leur enfant.

L'accompagnement de la physiologie passe par l'écoute du corps de la femme, l'observation et la considération de ses manifestations. Le dénouement eutocique de l'accouchement, lorsque celui-ci nécessite un accompagnement, dépend en grande partie de l'expérience et des compétences cliniques du professionnel présent.

Le développement d'un mode unique de prise en charge[68] est souvent présenté comme une réponse aux requêtes des femmes. L'offre de soins répondrait donc à une réelle demande et son uniformité placerait inévitablement les personnes en recherche d'une alternative dans une forme de marginalité. Cette interprétation tend à nier la complexité des facteurs décisionnels impliqués dans le choix des femmes concernant les conditions de leurs accouchements et dans l'offre de soins elle-même.

Concrètement les femmes ne sont pas directement à l'origine des changements de l'offre de soins périnatale, mais participent, en acceptant et en s'adaptant aux innovations scientifiques et techniques, à l'évolution rapide des pratiques médicales. Celles qui au contraire se

---

[67] Benoist et Cathebras, 1993
[68] Thomas, 2022

positionnent à contre-courant se confrontent alors au « pouvoir médical ».

Accouchement et féminisme

La question du droit des femmes à disposer de leur corps perdure au travers des revendications de démédicalisation de la naissance. Le mouvement féministe dont la revendication première est l'égalité des sexes, incarné entre autres par les disciples de Simone de Beauvoir, a défini la maternité comme « un obstacle à la vocation humaine de transcendance, comme une aliénation du deuxième sexe à la reproduction biologique de l'espèce[69] ». Face à lui, un « féminisme de la différence » s'est exprimé, « tantôt sur un mode lyrique exaltant le corps fécond et sa jouissance »[70], tantôt à travers un discours inspiré de la psychanalyse, mais semble avoir eu un moindre impact sur les mouvements féministes en France. Bien que les façons d'aborder la maternité et la paternité se soient modifiées au fil des générations, la grossesse et l'accouchement demeurent des expériences essentiellement féminines, plaçant les femmes, souvent inconsciemment, devant cette nécessité de donner un sens culturellement construit à une expérience profondément biologique.

La contestation de la domination patriarcale par les féministes s'est exprimée par un discours sur la réappropriation par les femmes de la maîtrise de leurs corps, de leur sexualité, de leur fécondité. L'accès à la

---

[69] Kniebiehler, 2010 : 145
[70] *Ibid.*

contraception et à l'avortement notamment a été le gain de cette lutte. Cependant, l'investissement par les médecins de l'événement de la naissance, par le biais des accouchements pathologiques, s'est rapidement étendu à la physiologie, au détriment des sages-femmes, mais également des femmes qui n'ont pu, ou n'ont su limiter cette nouvelle forme de contrôle sur la procréation et donc sur la féminité.

Face à l'incompréhension et aux vives critiques envers des mouvements jugés nouveaux ou excessifs, comme la valorisation par certaines femmes de l'accouchement non accompagné[71], l'approche anthropologique des pratiques traditionnelles peut permettre de relativiser certaines considérations hâtives et d'amener à une écoute compréhensive de ces positionnements. Dans le choix « inconscient » des femmes qui optent pour ce type d'accouchement, n'y aurait-il pas avant tout, un souhait d'autonomie, la recherche et la valorisation d'un savoir empirique et « instinctif », le désir d'éprouver (et de prouver) des capacités propres aux femmes ?

L'importance que certaines personnes accordent à leur autonomie et leur indépendance en matière de soins[72] est clairement identifiée en ce qui concerne l'accouchement. De même, l'interprétation par les professionnels de santé, des attitudes ou comportements déviant de ceux « attendus », comme étant systématiquement une volonté

---

[71] Cf. l'ouvrage de Laura Kaplan Shanley, 2012, *Accoucher par soi-même. Le guide de la naissance non assistée*, Broché-Mama éditions, ainsi que les forums internet consacrés à l'ANA (accouchement non accompagné).
[72] Vega, 2007

« de remettre en cause la légitimité de leurs savoirs et de leurs manières de travailler [73]», est un phénomène présent dans l'interaction entre praticiens et parturientes.

Physiologie et préjugés

Les sages-femmes libérales praticiennes témoignent de la distinction faite par certains professionnels de santé dans l'étiquetage des couples optant pour l'accouchement à domicile. Les stéréotypes de la femme « de la campagne », « proche de la nature », voire « arriérée » qui a peur de la modernité ou de la femme qui suit la mode « écolo » et prône un retour à la nature au détriment du progrès offert aux femmes sont courants. Face aux professionnels de la santé, l'évocation par les femmes d'un caractère « naturel » de l'accouchement, vécu ou souhaité, est tournée en dérision, disqualifiée au profit d'un discours sur la prédominance du risque. La dichotomie « femme de la ville », « femme de la campagne » est bien entendu dépassée dans la réalité. Dominique a un cabinet en ville et pratique des accouchements à domicile de façon similaire en ville comme à la campagne.

De même, Anne précise qu'elle n'a pas plus de demandes depuis qu'elle a quitté une grande ville pour installer son cabinet dans une région rurale. Certes, les convictions à tendance « naturaliste » vont souvent de pair avec la recherche du respect de la physiologie de la naissance, mais les témoignages des sages-femmes libérales concernées mettent en avant l'hétérogénéité de

---

[73] *Ibid.*

leur clientèle, d'un point de vue tant socioprofessionnel que culturel. Elle remarque néanmoins que depuis qu'elle travaille en milieu rural, contrairement à la clientèle qu'elle a connue en région parisienne, le choix des femmes pour l'accouchement à domicile est davantage dû à un échange avec d'autres parents, au partage d'une expérience positive, qu'à une réflexion personnelle sur une naissance « idéalisée ».

Il est vrai qu'une certaine philosophie de vie « écologique » caractérise une partie de ces femmes, mais leurs préoccupations pour une préservation du « naturel » dans le rapport au corps et aux soins n'est pas tant un rejet de la modernité, un retour en arrière, qu'une prise de position instruite et réfléchie pour préserver leur autonomie face à un système de soins interventionniste et mal adapté, selon elles, à l'eutocie. On retrouve d'ailleurs parmi ces femmes, des professionnels de la santé, obstétriciennes, anesthésistes, sages-femmes, qui par connaissance du système font le choix d'un accouchement à domicile.

Discours et communication autour de l'accouchement physiologique

« Si vous voulez retourner au moyen âge, allez-y », « accoucher sans péridurale ? rêves pas ! », « oui, mais toi tu es particulière, tu accouches vite », « c'est vachement risqué quand même » ...Voilà ce que peuvent entendre les femmes qui expriment leur volonté d'accoucher de façon physiologique aujourd'hui. Pourtant, dans un contexte où la médicalisation est la norme, faire le choix d'un accouchement physiologique, sans analgésie, ne relève ni

de la naïveté ni d'une prise de risque inconsidérée. Au contraire, en dehors des situations rapides et inopinées, le respect de la physiologie requiert une forme d'engagement, une réflexion sur les conditions les plus favorables pour accoucher. En milieu hospitalier, la volonté de bénéficier d'un accompagnement adapté sans médicalisation se heurte au manque de sages-femmes, à la cadence imposée par une systématisation d'actes technique de surveillance et de direction du travail de la parturition, au manque de formation des sages-femmes sur les conséquences de la surmédicalisation et les bénéfices de l'accompagnement physiologique. En dehors d'une structure, si le souhait est d'être accompagnée par quelqu'un de compétent, beaucoup seront confrontées au manque de sages-femmes libérales praticiennes exerçant à domicile, en plateau-technique ou en maison de naissance.

Concernant la sécurité, les données disponibles tant quantitatives que qualitatives[74] nous invitent à inverser le raisonnement injustement imposé qui vise à faire croire que si l'accouchement physiologique est minoritaire c'est parce que peu de femmes ont la capacité de le vivre ainsi. Au contraire, tout concourt à prendre sérieusement en considération les effets de l'accompagnement global et du respect de la physiologie sur la diminution des risques de dystocie et l'amélioration du vécu post-partum pour la mère et le nouveau-né.

L'attention des femmes envers la progression des savoirs scientifiques est allée de pair avec l'intérêt de la

---

[74] Apaad, 2019, 2020, 2021 ; Thomas, 2016 ; 2022

biomédecine pour le suivi des grossesses et de l'accouchement. Les femmes ont majoritairement des représentations et un discours positif et mesuré sur les apports de la médecine et de l'obstétrique modernes. Cependant leurs pratiques s'appuient à la fois sur des savoirs transmis de façon intergénérationnelle, sur des données plus ou moins récentes issues de la littérature en général, des ouvrages de puériculture en particulier[75], et bien souvent sur un « bricolage » basé sur l'expérience personnelle, la transmission entre pairs. Internet s'avère également être un lieu d'échanges et d'expression où s'illustrent une critique et un questionnement grandissants à propos de l'offre de soin en général et des pratiques hospitalières en particulier. Par ces biais les femmes qui le souhaitent accèdent à une information riche (bien que pouvant être rendue confuse par la multitude des discours) et une connaissance leur permettant d'argumenter en faveur de leurs droits.

La communication entre praticiens et patientes est impactée par la médiatisation et la diffusion d'informations diverses autour de la prise en charge obstétricale et des décalages, parfois temporels, parfois culturels, persistent entre les habitudes des équipes hospitalières et les attentes des parturientes[76].

Compte tenu du manque de contact des jeunes sages-femmes avec la physiologie, sur leurs lieux de formation puis d'exercice, la parole des femmes à propos de leur

[75] Delaisi de Parseval et Lallemand, 2001
[76] Tillard, 2002

expérience d'accouchement non médicalisé représente une source de connaissances complémentaires incomparable et indispensable tant pour les femmes que pour ceux et celles qui les accompagnent dans ce qui mérite d'être véritablement un heureux événement.

Bibliographie

Adell N., (2011), *Anthropologie des savoirs*, Paris, Armand Colin.

Akrich M., et Pasveer B., (1996), *Comment la naissance vient aux femmes*, Paris, Les empêcheurs de tourner en rond.

Akrich M., (1999), « La péridurale, un choix douloureux », in *Les cahiers du Genre*, 1999, p.17-48.

APAAD (Association professionnelle de l'accouchement à domicile) (2020), Sécurité et qualité des accouchements assistés à domicile en France : Analyse des données de l'année 2019.

(2021), Accouchements accompagnés à domicile en 2020 en France : Évolution et clés pour la pratique.

Auge M., 2000 (1984), « Ordre biologique, ordre social, la maladie comme forme élémentaire de l'événement », in Augé M. et Herzlich C. (dir.), *Le sens du mal : anthropologie, histoire, sociologie de la maladie*, Paris, Éditions des archives contemporaines, p. 35-39.

Azizoudine Kinney A., (2011) : *Évaluation qualitative de la préparation à la naissance et à la parentalité : le point de vue des patientes. De l'accouchement sans douleurs à la préparation à la naissance et à la parentalité*. Mémoire de fin d'études, Université Paris-Descartes, école de sage-femme de Beaudelocque.

Barraud L., (2013), *Enquête de satisfaction auprès des patientes ayant rédigé un projet de naissance*, mémoire de fin d'études de sage-femme, École de sages-femmes de Clermont-Ferrand, Université d'Auvergne Clermont-I.

Beauvalet-Boutouyrie S., (1995), « Faut-il supprimer les maternités ? », in *L'heureux événement. Une histoire de l'accouchement*, p. 63-73.

Belmont N., (1988), « Introduction », in *L'Homme*, 1988, tome 28, n° 105, *La fabrication mythique des enfants*, p. 5-12.

Benoist J., Cathebras P., (1993), *Conceptions et représentation du corps*, Traduction d'un article publié originalement en anglais sous le titre : "The Body : from an Immateriality to another", in *Social Sciences and Medicine*, vol. 36, n° 7, 1993, p. 857-865.

Berthiaud E., (2009), *Grossesse désirée, grossesse imposée : le vécu de la grossesse aux XVIIIe-XIXe siècles en France dans les écrits féminins privés*, Histoire, économie & société 2009/4 (28e année), p. 35-49. DOI 10.3917/hes.094.0035

(2011), *Attendre un enfant : vécu et représentations de la grossesse aux XVIIIe-XIXe siècle en France*, Thèse de doctorat en histoire, sous la direction de Scarlett Beauvalet-Boutouyrie, Université d'Amiens.

(2013), *Enceinte, une histoire de la grossesse entre art et société*, éditions de la Martinière.

Bouhier-Charles N., 2013, *Blessing way. Rituels d'aujourd'hui pour célébrer la grossesse et la naissance*, éd. La Plage.

Brabant I., (2001), *Une naissance heureuse.* Les éditions Saint-Martin, Montréal.

Buckley Sarah J., (2002), *Ecstatic birth. The hormonal blueprint of labor*, Mothering n° 111, March-April 2002.

(2005), *The Hidden Risks of Epidurals,* published in Mothering No.133, Nov-Dec 2005. (Version française par Stéphanie Dupras, *Les risques cachés de la péridurale.*)

(2009), *Gentle Birth, Gentle Mothering: A Doctor's Guide to Natural Childbirth and Gentle Early Parenting Choices.* Celestial Arts.

CALM, (2014), *Mon corps m'appartient...et pour accoucher ?* Compte-rendu des débats, table ronde organisée par le CALM-Association pour la maison de naissance des Bluets, le 21 mai 2014, dans le cadre de la SMAR (semaine mondiale pour l'accouchement respecté).

Calvès Anne-E., (2009), « Empowerment : généalogie d'un concept clé du discours contemporain sur le développement », Revue *Tiers Monde* 2009/4 (n° 200), p. 735-749. DOI 10.3917/rtm.200.0735

Camus, J. & Oria, N. (2011). Apprendre à être parent à la maternité : transmission et concurrence des savoirs. *Revue française de pédagogie*, 176, 73-82.

Charrier P. et Clavandier G., (2013), *Sociologie de la naissance*, Armand Collin.

(2015), « La naissance en mutation, un enjeu pour la sociologie ? », in *Recherches familiales* 2015/1 (n° 12), p. 165-174. DOI 10.3917/rf.012.0165

Cournoyer M., (1987), « L'accouchement, d'hier à demain : les femmes cries de la Baie-James », in Saillant F. et O'Neill M., *Accoucher autrement : repères historiques, sociaux et culturels de la grossesse et de l'accouchement au Québec*, Montréal, Les éditions Saint -Martin.

Damus O., (2021), *Anthropologie de l'accouchement à domicile. Les mères, les matrones et les sages-hommes traditionnels d'Haïti prennent la parole*, Presses Universitaires des Antilles.

De Koninck M. et Saillant F., (1980), « Situation des femmes et stéréotypes chez les soignants : perspectives féministes », article publié dans *Les femmes et la folie*, 5e colloque sur la santé mentale. Montréal : 30-31 mai 1980, p. 74-76. Montréal : Corporation du Centre de santé mentale communautaire de Montréal. Consulté sur le site des Classiques des sciences sociales. Http://www.uqac.ca/Classiques des sciences sociale/

Deslauriers J-P., (2007), *« Cadre de référence pour l'appropriation du pouvoir d'agir personnel et collectif »*, *Série Pratiques sociales*, n° 15, en collaboration avec le Comité sur l'appropriation du pouvoir d'agir, Centre d'étude et de recherche en intervention sociale (CERIS), Université du Québec en Outaouais.

De Suremain C.-É., (2007), *Au fil de la Faja. Enrouler et dérouler la vie en Bolivie*, in *Du soin au rite dans l'enfance*, sous la direction de Bonnet D. et Pourchez L., éditions érès.

Dohmen B., Gere C., Mispeare C., (2004), *Trois fées pour un plaidoyer*, Paris, Amyris.

Doumont D., Aujoulat I., (2002), *L'empowerment et l'éducation du patient*, Unité RESO, Éducation pour la santé, Faculté de Médecine, Université Catholique de Louvain, dossier technique 00-18.

Dufour R., (1987), « Accoucher dans un igloo », in Saillant F. et O'Neill M., *Accoucher autrement : repères historiques, sociaux et culturels de la grossesse et de l'accouchement au Québec*, Montréal, Les éditions Saint - Martin

Ehrenreich B. et English D., (2005), *Sorcières, sages-femmes et infirmières*, Les éditions du Remue-ménage.

Faya Robles A., (2012), *De la maternité en milieu populaire à Récife : Enjeux et arrangements entre dispositifs de régulation et expérience sociale*. Thèse de doctorat SHS, Université Toulouse le Mirail.

Fillaut T., Hontebeyrie J., (2013), « Accoucher à domicile : de l'obligation à l'option », *La revue du praticien*, vol 63, novembre 2013.

Foley S., (2009), « Françoise Thébaud, écrire l'histoire des femmes et du genre », *Clio. Histoire , femmes et sociétés* [En ligne], 30 | 2009, mis en ligne le 24 mars 2010.

Fassin, (2000), « Entre politiques du vivant et politiques de la vie : pour une anthropologie de la santé », in *Anthropologie et Sociétés*, vol. 24, n° 1, 2000, p. 95-116.

Fouquet et Knibiehler, (1983), *La femme et les médecins*, Ed Hachette.

Gélis J., (1989), *La naissance en Europe occidentale : images, rites et médicalisation (XVIe-XIXe siècles)*, Communication présentée à la séance du 25 février 1989 de la Société Française d'Histoire de la Médecine.

(1998), *La sage-femme ou le médecin, une nouvelle conception de la vie*. Paris, Fayard.

(2008), *L'arbre et le fruit*. Paris : Fayard.

Gagnon R., (2023), *Vivre la grossesse et donner naissance à l'ère de la biotechnologie. L'exemple du Québec*, L'Harmattan.

Gouilhers-Hertig S., (2014), *Vers une culture du risque personnalisée*, Publication de la Sorbonne.

Hancart Petites P., (2011), *L'art des matrones revisité. Naissances contemporaines en question*, Paris, édition Faustroll.

Harding D., (2004), *La liberté de choix des femmes en matière d'accouchement.* In *Le nouvel art de la sage-femme : science et écoute mises en pratique.* Edition Elsevier Masson.

Herbinet E., sous la direction de, (1978), *Naître et ensuite ? Les cahiers du nouveau-né*, n° 1-2, édictions Stock, Paris.

(2013), *L'aventure des cahiers du nouveau-né.* In « *Accueillir le nouveau-né d'hier à aujourd'hui* », (pp - 139-151), sous la direction de M-F Morel. Paris, Eres.

Héritier F., (2003), Une *anthropologie symbolique du corps.* In *Journal des africanistes.* 2003, tome 73 fascicule 2. pp. 9-26.doi : 10.3406/jafr.2003.1339

Hontebeyrie J., (2015), « La pratique de l'accouchement à domicile : trajectoires professionnelles et convictions personnelles de sages-femmes », Revue *Sociologie Santé – Santé reproductive* – n° 38, octobre 2015.

Jacques B., (2006), *La transmission intergénérationnelle mise à mal par la médicalisation de l'expérience maternelle,* Colloque périnatalité ; sortie précoce de maternité, quels risques ? Les enjeux de l'accompagnement à domicile, 8 déc. 2006, FNAAFP-CSF

(2007) (a), *Sociologie de l'accouchement.* Paris : PUF.

(2008), *La relation de confiance sage-femme/femme enceinte ou la confiance réciproque*, in Collonge, J.,

Intimes naissances, choisir d'accoucher à la maison. Édition La Plage.

Kaplan Shanley, L., (2012), *Accoucher par soi-même. Le guide de la naissance non assistée*, Broché-Mama éditions.

Knibiehler Y., (2007), *Accoucher, femmes, sages-femmes, médecins depuis le milieu du XXe siècle*, Édition ENSP

(2010), *Mémoires d'une féministe iconoclaste,* Paris, Hachette.

Laforce H., (1987), « L'accouchement traditionnel : d'hier à aujourd'hui », in Saillant F. et O'Neill M., *Accoucher autrement : repères historiques, sociaux et culturels de la grossesse et de l'accouchement au Québec*, Montréal, Les éditions Saint -Martin.

Lallemand N., Le Moal G., (1981), *Un petit sujet.* In *Journal des africanistes*, 1981, tome 51, fascicule 1-2. pp. 5-21. doi : 10.3406/jafr.1981.2016

Laurendeau F., (1987), « La médicalisation de l'accouchement », in Saillant F. et O'Neill M., *Accoucher autrement : repères historiques, sociaux et culturels de la grossesse et de l'accouchement au Québec*, Montréal, Les éditions Saint -Martin.

Leboyer F., (1974), *Pour une naissance sans violence*, Paris, Le Seuil.

Le Bossé, Y. (2003). De l'« habilitation » au « pouvoir d'agir » : vers une appréhension plus circonscrite de la notion d'*empowerment. Nouvelles pratiques sociales*, *16* (2), 30–51. https://doi.org/10.7202/009841ar

Le Breton D., (2015), *Anthropologie du corps et modernité*, Presses Universitaire de France.

Lévi-Strauss C., (1958), *Anthropologie structurale*, Paris, Plon.

Loux F., (1983), *Traditions et soins d'aujourd'hui*, Paris, Inter-éditions.

Maillet R., (2002), *Dépassement de terme : pour l'expectative armée*, Journées nationales 2002, Société française de médecine périnatale.

Mauss M., (1934), *Les techniques du corps*, Article originalement publié *Journal de Psychologie*, XXXII, ne, 3-4, 15 mars - 15 avril 1936. Communication présentée à la Société de Psychologie le 17 mai 1934.

Minkowski A., (1987), *L'art de naître* ; Paris, Odile Jacob.

Morel M-F., (2002), « Histoire de la douleur de l'accouchement », in, *réalités en gynécologie obstétricale*, n° 71.

(2007), Histoire *de la naissance en France*, adsp n° 61, déc. 2007.

(2013), *Accueillir le nouveau-né, d'hier à aujourd'hui*, Toulouse, édition Erès.

Odent M., (1976), *Bien naître*, Editions du Seuil.

(1979), *Genèse de l'homme écologique*, EPI.

(2001), *L'amour scientifié*, Paris, Jouvence.

Pioli D., (2006), Le *soutien à la parentalité : entre émancipation et contrôle, Sociétés et jeunesses en difficulté* [En ligne], n° 1 | printemps 2006, mis en ligne le 23 octobre 2006, Consulté le 05 janvier 2012. URL : http://sejed.revues.org/index106.html

Pourchez L., (2002), *Grossesse, naissance et petite enfance en société créole. Ile de la Réunion.* Édition Karthala. Édition 2010.

(2010), « Traditions disciplinaires nationales et réflexivité. Pourquoi l'approche réflexive est-elle si peu valorisée en France ? », sous la direction de Didier de Robillard, in. *Cahiers de sociolinguistique*, no 14, nouvelle série. Numéro intitulé : *Réflexivité, herméneutique. Vers un paradigme de recherche*. Presses universitaires de Renne, 2010, pp. 67-84.

Quéniart A., (1987), « La technologie : une réponse à l'insécurité des femmes ? », in Saillant F. et O'Neill M., *Accoucher autrement : repères historiques, sociaux et culturels de la grossesse et de l'accouchement au Québec*, Montréal, Les éditions Saint -Martin.

Revault d'Allonnes, C., (1976), *Le mal joli, douleur et accouchement.* UGE.

Une enquête préliminaire sur l'accouchement sans douleur, in, *Actualité de la recherche, revue française de sociologie*, 1960, I, 202-212.

Rey R., (1993), *Histoire de la douleur.* Éditions La découverte et Syros.

Routhier M-J., (1987), « Que sont devenues les sages-femmes d'antan ? L'accouchement chez les femmes attikamèques de Manouane », in Saillant F. et O'Neill M., *Accoucher autrement : repères historiques, sociaux et culturels de la grossesse et de l'accouchement au Québec*, Montréal, Les éditions Saint -Martin.

Saillant F., (1985) (a), *Le mouvement pour la santé des femmes*, in. *Traité d'anthropologie médicale. L'Institution de la santé et de la maladie*. Sous la direction de Jacques Dufresne, Fernand Dumont et Yves Martin, Chapitre 37, pp. 743-762. Québec, Les Presses de l'Université du Québec.

Saillant F., et O'Neill M., sous la direction de, (1987), *Accoucher autrement : repères historiques, sociaux et culturels de la grossesse et de l'accouchement au Québec*, Montréal, Les éditions Saint -Martin.

Samuel O., Vilter S., (2007), *La naissance d'un enfant : jalon biographique et perception de l'événement*, *Population* 2007/3 (Vol. 62), p. 587-603. DOI 10.3917/popu.703.0587

Thébaud F., (1986), *Quand nos grands-mères donnaient la vie. La maternité en France dans l'entre-deux-guerres*. Lyon, Presse universitaire de Lyon.

This B., (1972), *Naître*, Paris, Aubier-Montaigne.

(1977), *Naître... et sourire*, Paris, Flammarion.

(2011), *L'aube des sens en 2011*, Spirale 2011/1 (n° 57), p. 33-41. DOI 10.3917/spi.057.0033

Thomas C., (2022) *Sage-femme, gardienne de l'eutocie ?* Paris Erès.

(2017), « L'accompagnement global par les sages-femmes », *Anthropologie & Santé,* 15 | 2017

(2015), « Accoucher naturellement, un choix écolo ? », in *Émulation*, n° 14 « Femmes et écologie », Presses universitaires de Louvain.

Tillard B., (2003), *Des familles face à la naissance*, Paris L'Harmattan.

Vuille M., (1998), *Accouchement et douleur. Étude sociologique*. Paris : Antipodes.

Vozari, A. (2015). *« Si maman va bien, bébé va bien. »* La gestion des risques psychiques autour de la naissance. *Recherches familiales*, 12, 153-163.

Sommaire

Structures éditoriales du groupe L'Harmattan

L'Harmattan Italie
Via degli Artisti, 15
10124 Torino
harmattan.italia@gmail.com

L'Harmattan Hongrie
Kossuth l. u. 14-16.
1053 Budapest
harmattan@harmattan.hu

L'Harmattan Sénégal
10 VDN SICAP AMITIE 3
BP 45034 Dakar-Fann
direction@senharmattan.com

L'Harmattan Cameroun
Tsinga/Derrière polyclinique FECAFOOT
BP 11486 Yaoundé
Jacques.koukam@harmattan.fr

L'Harmattan Burkina Faso
Villa 281, secteur 23 623, rue 14.32
Ouagadougou
zagbie@outlook.fr

L'Harmattan Guinée
Almamya, rue KA 028 OKB Agency
BP 3470 Conakry
harmattanguinee@yahoo.fr

L'Harmattan RDC
185, avenue Nyangwe
Commune de Lingwala - Kinshasa
matangilamusadila@yahoo.fr

L'Harmattan Congo
219, avenue Nelson Mandela
BP 2874 Brazzaville
deunovmikhael@gmail.com

L'Harmattan Mali
Immeuble Mgr Jean Marie Cissé
Aci Hamadallaye
BP 145 Bamako
syllaka@yahoo.fr

L'Harmattan Togo
Djidjole - Maison Amela
face EPP BATOME
02 BP 20680 Lomé
didieramela11@gmail.com

L'Harmattan Côte d'Ivoire
Résidence Karl - Cité des Arts
Abidjan-Cocody
03 BP 1588 Abidjan
harmattan.ivoire@gmail.com

L'Harmattan Bénin
Rue 604, (Immeuble à l'entrée
de la rue UCAO- Cite de Saint-Jean)
Cotonou
stepcorpus@gmail.com

Nos librairies en France

Librairie internationale
16, rue des Écoles
75005 Paris
librairie.internationale@harmattan.fr
01 40 46 79 11
www.librairieharmattan.com

Librairie des savoirs
21, rue des Écoles
75005 Paris
librairie.sh@harmattan.fr
01 46 34 13 71
www.librairieharmattansh.com

www.ingramcontent.com/pod-product-compliance
Lightning Source LLC
LaVergne TN
LVHW051354061026
849535LV00009B/3174